新発見！

免疫をパワーアップさせる夢の物質「LPS」

「病」になる人、ならない人を分けるもの

Lipopolysaccharide

杣 源一郎
Soma Genichiro 薬学博士

ワニ・プラス

はじめに

私たちは体の中に、病気になるさまざまな要因を排除しながら健康を守ってくれる免疫細胞というものをもっています。

免疫細胞と聞くと、インフルエンザや風疹などの防御のことを、まず思ってしまう人も多いかもしれません。それらは生物学的には「獲得免疫」と分類されるものです。生きていくうちに備わっていく（獲得していく）免疫なので、そう呼ばれます。体内に侵入してきた特定の細菌やウイルスを、必殺の武器（抗体）等で撃退し、病気の発生を阻止してくれる、いわば〝緊急時の特殊部隊〟とでも言うべき機構ですが、じつは、私たちの体の免疫システムにはもう一つ、「自然免疫」というものが存在します。

「自然免疫」は、たとえて言うなら、病気に対する第1次防衛ライン。細菌やウイルスやカビ……などが無数に存在する外界から、体に入ってこようとする〝敵（病原体）〟を、いち早く排除するべく日夜警護を怠らない〝常備軍〟のようなものです。

「自然――」という名前が示すように、「自然免疫」は、あらゆる生物が生まれながらに有しているもので、命を守り、種をはるか未来にまで継いでいくための基本的な生体防御システムです。健康が維持されなければならないのは、何も我々人間に限ったことではなく、どんな生物も同じですね。

「自然免疫」の役割を担う主要な細胞は「マクロファージ」と呼ばれるものです。

〝大食細胞〟という別名がある「マクロファージ」は、全身のすべての組織に存在し、細菌やウイルスなどの病原体が体に侵入すると、アメーバのような動きをして異物（病原体）をキャッチ、即座にむさぼり食べてくれます。外界からの異物ばかりではなく、体内に新しい細胞が生まれる一方で死んでいく細胞や、変性して使えなくなったタンパク質や脂質なども「異物」として識別し、食べて排除してくれています。

感染防御、老廃物の除去にとどまらず、その他、代謝調節や創傷治療などにいたるまで、生命維持に必要な諸機能の活動を中心になって遂行してくれるこの「マクロファージ」こそが、私たちの健康の「守りの番人」だと言っても過言ではありません。

しかし、現代においては、環境の悪化、不規則な生活、ストレス、睡眠不足、喫煙、食の偏り、食品添加物の摂取……等々の影響で、マクロファージの働きが弱まったり、正常に働かないケースが、たいへん増えてきているといわれます。すなわち、糖尿病、高脂血症、動脈硬化等の生活習慣病や、ガン、アトピー性皮膚炎、花粉症……などの増加が、そのことを表しています。

確かに、体内には「獲得免疫」の特殊部隊がいて、病原体への集中攻撃をしてくれますが、その活動は、第2次防衛ラインとも言うべきものです。マクロファージを中心とする自然免疫システムが病原体と闘って、自ら排除できないとなったとき、特殊部隊に〝要請〟を出し、その力を借りて病原体を撃退しようとするのです。もしも体力が弱っているような場合、その連携もままならないことになり、病原体の捕捉も破壊もできなければ、重い病につながる確率は高くなります。いわゆる自然治癒力の低下です。

城を守るとき、周囲の警備に万全を期すことが大切なように、ヒトの体の免疫システムもこれと同じで、体内に敵を侵入させないためには、常備軍にほころびがあってはなりません。病気から身を守るには、体の第1次防衛ライン（＝マクロファージ）を強壮に保つことが何よりも肝要です。

「病気を遠ざける／寄せてしまう」の差は、まさにマクロファージにあり。ならば、マクロファージをよりパワフルに活性化する方法があれば、ヒトは病気を遠ざけることができ、健康な体が維持できるはずではないだろうか――。

そうした考えに思い至った私たちの研究チームは、マクロファージを活性化させる物質を長年探し続けた結果、ついに、マクロファージに対して元気を出させる〝ビタミン〟のような効力を発揮する優れた物質を発見しました。

その物質は、ちょっと舌をかみそうな名前ですが「リポポリサッカライド（ＬＰＳ）」というものです。「ＬＰＳ」は、もともと身の回りの土や、ある種の野菜や植物などにも含まれており、空気を吸うことや食べることなどで、我々が無意識に摂取してもいる物質です。野山の暮らしかコンクリートの都会暮らしか、などの違いでも、個人個人の「ＬＰＳ」摂取量に差がつき、それがマクロファージの元気度（免疫力の高さ）の差になっているとも言えます。

ヘルシーな食生活の情報発信基地として話題の、あの丸の内タニタ食堂が採用している『金芽米』というおコメにも、また、愛飲者が多い青汁などにも、じつは「ＬＰＳ」が多く含有されていることが、詳しい検査の結果わかりました。

私たち研究チームは、小麦粉をグルテンとデンプンに分けるときに用いる水洗浄液の中から、「LPS」を見いだしたのですが、さらにバイオ発酵技術により、この「LPS」を有効成分とする小麦発酵抽出物を製造することにも成功しました。安価で大量供給が可能になったこの「植物発酵LPS」は、医療の分野はもとより、各方面で実用化されつつあり、今後の拡がりが期待されています。

善玉菌・悪玉菌の命名者でもある腸内細菌の世界的権威、光岡知足・東京大学名誉教授からは「乳酸菌と『LPS』を合わせたら相乗効果が出るはず」というアドバイスもいただき、研究を重ねた結果、「LPS」の有効性が認められるさまざまな用法も次々に見つかっています。

自分の体が健康なとき、どれくらいの人が、その健康状態を十分意識して暮らしているでしょうか。健康であることは〝当たり前〟なことで、〝体が勝手に健康でいる〟と思っているようなところがあるのではないでしょうか。しかし、健康な状態にあるということは、体に備わっている免疫システムが正しく稼動しているからなのです。健康な体は、免疫システムがバランスを乱さずに機能してこそ維持できます。病気になってから、あわてて薬を飲んだり、病院に駆け込むのではなく、ふだんから自分の免疫力を良好なまま保とうとする「予防重視」の視点をもつことが大事です。

これからますます「健康長寿」が大きなキーワードになってくるわが国の高齢化社会。単に長寿なだけでなく、介護を受けず自立ができて健康である――ということが何よりも重要と言えます。〈寝たきりの長寿〉ではなく、〈イキイキと元気に暮らす健康長寿〉の実現のためにも、自然免疫が果たす役割はきわめて大きいと思われます。

そのためにもマクロファージの活性化は欠かせません。そして、そのカギは「ＬＰＳ」が握っています。

体の健康に大きく関わっていながら、これまで知られないままだった「ＬＰＳ」という優れた物質のことを、本書でぜひ、もっともっと多くの人に知っていただきたいと思います。

杣　源一郎

【目次】

第1章

健康を守る番人「マクロファージ」という存在

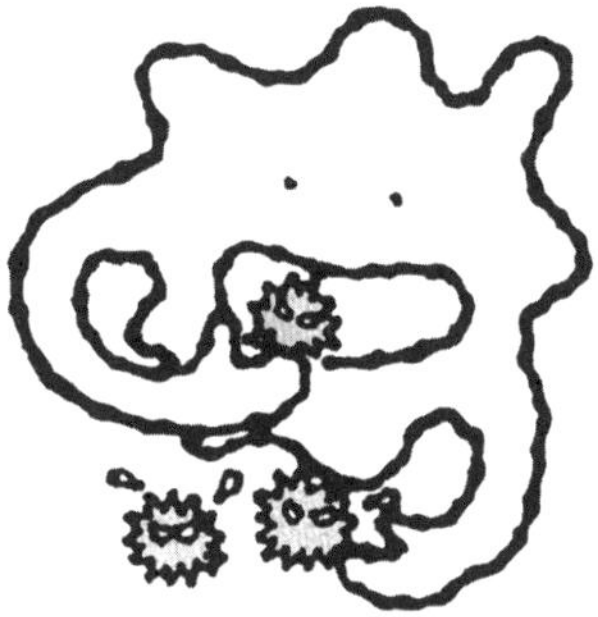

免疫を担う〝白血球チーム〟

体の免疫システムを一手に担っているのは、血液中の白血球です。

白血球は、その働きによって、病原菌を〝食べる〟細胞と、病原体を〝キャッチする〟細胞に大別されます。

〝食べる〟働きをする親玉が、マクロファージ。「大きいという意味の＝マクロ」と「食べるという意味の＝ファージ」とが合わさった名前で、大きな食細胞です。アメーバ状の形態で動きながら、外界から侵入してきた病原体をむしゃむしゃと食べ、体の中で不必要になった老廃物をこれまた平らげて除去する生体クリーニングの役割などを担っています。食欲がすさまじいことから、「貪食細胞」あるいは「大食らい細胞」などとも呼ばれます。

また、〝食べる〟細胞には、顆粒球というものも存在します。細菌を丸ごと飲み込み、自分の中で分解酵素を出して殺傷処理してしまいます。細菌をやっつけた後はすぐに死んでしまうのですが、この顆粒球の死骸が、ケガしたときなどに皮膚の上に見かける、あの「膿」なんですね。

一方、〝キャッチする〟細胞は、リンパ球と呼ばれるグループ。頭にアルファベットがつく「B細胞」と「T細胞」というものが代表的です。「B細胞」は、病原体（抗原）に対し、負けないための抗体をつくり出します。「T細胞」は、ちょっと専門的になりますが、不審な異物（病原体）侵入の情報を得ると、「ヘルパーT細胞」「キラーT細胞」「レギュラトリーT細胞」という主に3つの細胞に分化し、病原体に対して抵抗します。

そのほか、リンパ球には、まるでお巡りさんのように体の中をくまなくパトロールしながら、ウイルスに感染した細胞や、知らないうちに一日約5000個も発生しているガン細胞（参考：人間の全細胞は約60兆個）を、見つけては即座に殺している「ナチュラルキラー細胞」などがあります。

生物の99・9％は「自然免疫」だけで体を守っている

ところで免疫には、「自然免疫」と「獲得免疫」という2つのシステムがあります。「自然免疫」の主役はマクロファージであり、人間だけでなく地球上のあらゆる生物には（ミミズや昆虫やネズミにも！）、病気にならないよう身を守るマクロファージが生まれたときから体内に備わっています。太古の昔、最初は異物を識別するアメーバ様の「原始マクロファージ」だったものが、単細胞動物から多細胞動物へと進化する中で、生体防御機能が次第に高度化されていったと考えられます。

「自然免疫」が、基礎的な生体防衛反応であるのに対して、「獲得免疫」のほうは、リンパ球が主となって活動し、抗体をつくるなどして、体内に入ってきたならず者の病原体を集中攻撃して効率よく排除する防衛システムです。

ただし、「獲得免疫」をもつ生物は、人間など高等な脊椎動物に限られます。

現在分類されている生物種のうち、約6万1300種が「獲得免疫」をもつ動物種であり、全多細胞動物の約105万1300種のわずか5・8％にすぎません。

なおかつ実際の生物種は、分類されていない細菌や植物を含めると5000万種程度と見積もられているので、「獲得免疫」をもつ動物は、全生物種の割合から計算すれば0・1％程度にすぎないのです。

つまり、99・9％の生物種は「自然免疫」だけで体を守っているわけです。

健康維持と「自然免疫」を結びつけたノーベル賞

にもかかわらず、じつは免疫学の分野では、これまで「獲得免疫」研究のほうにばかり力点が置かれ、「自然免疫」には、あまり関心が向けられなかったという事実があります。「自然免疫」は、生きとし生けるすべての生物に備わっている〝原始的な〟機能であるのに対し、「獲得免疫」は、ヒトなど高等動物だけがもつ高度に発達した複雑な機能なので、研究のしがいもあることが大きな理由と言えるかもしれません。手ごわいウイルスを特異的に破壊撲滅するなどの研究に熱が入るのもやむを得ないとも言えます。

しかし、抗体等で病気をやっつける「獲得免疫」ばかりに目を向けていると、〝健康の維持〟という大事な観点が抜け落ちてしまう恐れがあります。

それに、もともとは「獲得免疫」は、脊椎動物へと進化していく過程で、「自然免疫」から派生し発達してきたものなのであり、体細胞の中での遺伝子組み替えにより、多様な外来異物を抗原として認識し、それに対応する方法が編み出されていった免疫システムです。「獲得免疫」の源は「自然免疫」にあり、「獲得免疫」を研究しているだけでは、全動物種の94％以上の生物の、体を健康に保つ恒常性制御機構を見失うことになります。

すべての生物には、生命を健康に維持する機構が厳然と存在するとすれば、健康の維持機構を科学的に解析するためには『ヒト』という限られた生物だけでなく、生命が40億年にわたって営々と育み培ってきた、すべての生命のしくみを研究対象としなければならないはずです。

そこで、私たち研究チームが目指したのは、全生物がもつ「自然免疫」を学ぶことで、人間の健康の維持機構をより明らかにしていこうということでした。「自然免疫」を研究するということは、すなわちマクロファージの働きを突き詰めていくということ。健康を目指す二十一世紀の科学に求められている一つの答えを求める上で、「自然免疫」の中核を担うマクロファージの研究が果たす役割は大きいものがあると考え、25年ほど前から、マクロファージ活性化物質の探求を黙々と続けることになったわけです。

マクロファージを中心とする「自然免疫」というしくみが発見されたのは、約百年前。ロシアのイリヤ・メチニコフ博士によるもので、1908年にはその功績でノーベル生理学・医学賞を受賞していますが、この受賞以後も、世界の免疫学における「自然免疫」研究はずっと「獲得免疫」研究に押されっぱなしで、地味な研究の域からは出られませんでした。

ところが、数年前から風向きが変わりだしたのです。

その一つの表れは、アメリカ・テキサス大学のブルース・ボイトラー博士らが、「自然免疫」の研究成果によって、2011年、ノーベル生理学・医学賞を獲得したことに見られます。博士らは、自然免疫のしくみを解明しました。これによって「獲得免疫」が働くためには、「自然免疫」の力が欠かせない、ということも示されました。つまり、「自然免疫」なしには「獲得免疫」は作動しないのだと。そこで、「自然免疫」の重要さが、がぜん注目されるようになったのです。

このノーベル賞授与には、コツコツと研究を続けてきた自分たちも、大いに励まされたのは言うまでもありません。長年マクロファージに着目してきたことは間違ってはいなかったのだと自信を新たにしました。

マクロファージ・ネットワーク

マクロファージは、本当に驚くほど優れた免疫コントロール細胞です。「自然免疫」の基本は『異物の識別』にありますが、マクロファージは〈自己〉と〈非自己〉を広く見分けることができ、〈非自己＝異物〉を排除することができます。

脳や肺、肝臓、脾臓、腸、皮膚、骨、血液……全身のあらゆる組織にくまなく分布しているマクロファージは、それぞれの部位で、外界から侵入した病原体をはじめ、変性したタンパク質などの老廃物、酸化した脂質、死滅した細胞、ガン細胞など、体内のあらゆる〝異物〟を処理しています。

その上、免疫システムの司令官も務めているマクロファージの働きは、まさに獅子奮迅という言葉がぴったり。顆粒球たちに「その細菌を食べろ！」と命じたり、リンパ球の「B細胞」や「T細胞」には、第1次防衛ラインを突破した悪者の情報を伝え、捕獲して殺すことを指示したり、と大忙しです。実際のところ、「B細胞」や「T細胞」が働きだすには数日かかり、その間はマクロファージが病原体による悪化を食い止めています。

マクロファージは体の至る所にいる細胞

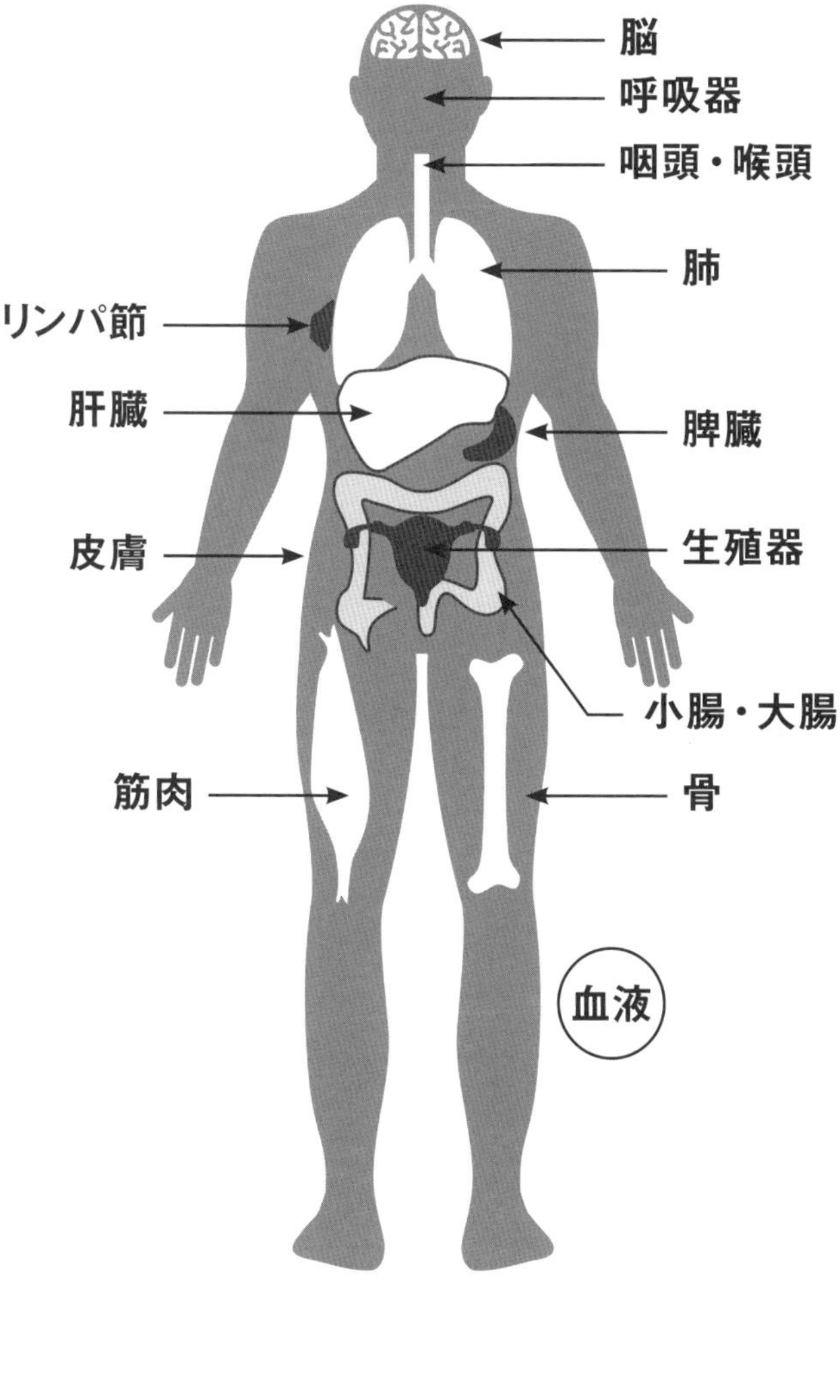

異物の監視と排除活動以外にも、組織を正常に機能させ、かつ若返らせ、組織が傷めば修復や修繕の仕事もこなすなど、マクロファージは健康維持のためのさまざまな役割を休むことなく果たしてくれているのです。

また、マクロファージは細胞同士で相互の情報伝達を行なっています。すなわちマクロファージは、内部情報を知らせ合うと同時に、温度や光や食事等、あらゆる外部情報の受信者でもあります。

これらの情報を受信して、隣接細胞に伝達し、情報を全身に発信します。こうした組織マクロファージ同士が〝対話〟をすることに基づくネットワーク状態の生体防御システムを、私たちは「マクロファージ・ネットワーク」と命名しています。

このネットワークが生体恒常性を維持する基盤の一つとなっており、さらに、それが神経系や内分泌系と連携することで、総体としての健康維持システムを構築していると考えられるのです。感染防御、新陳代謝、代謝調節（鉄代謝、コレステロール調節、ホルモン調節、妊娠など）、創傷治癒（皮膚創傷治癒、骨折治癒、末梢神経修復など）……生体恒常性の維持に不可欠なすべてのことが、「マクロファージ・ネットワーク」に委ねられていると想定されます。

ところで、マクロファージは、どうやって情報を〝伝達〟したりすることができるのでしょうか。それは、細胞同士が接触することだけでなく、「サイトカイン」と呼ばれる情報伝達物質をマクロファージが分泌しているからなのです。この情報伝達物質が「マクロファージ・ネットワーク」の中を行き来することで、周りの白血球チームに指示や命令が届けられます。体の各所に存在するマクロファージが受信した情報は、「サイトカイン」によって細胞から細胞へ次々と伝達され、全身の働きがコントロールされることになるわけです。

マクロファージの活躍例

マクロファージが、細菌やウイルスやガン細胞などを排除するとき、意外な物質が手を貸していることがわかっています。

一つは、活性酸素。一般的に活性酸素は悪者にされていますが、もしも、体の中に活性酸素がまったく存在しなかったなら、感染症で簡単に病気になってしまうものなのです。

それと、後でも触れますが一酸化窒素（ＮＯ）も力を貸しています。一酸化窒素というと毒性のあるガスで、大気汚染なんかで有名な嫌われ者ですが、体の中でもNOガスが発生しており、それが病原体やガン細胞を殺すパワーをもっているのです。さらにすごいのは、スーパーオキサイドという種類の活性酸素と一酸化窒素が合体すると、パーオキシナイトレイトという物質になって、より強い作用を示します。一酸化窒素は腫瘍壊死因子やインターフェロンとも共同作用することが知られています。

つまり、活性酸素や一酸化窒素などとも仲良くしながら、マクロファージは〝敵〟に向かって猛烈な多方面攻撃をかけている、というわけなのです。

では、実際に、私たちの健康の維持や疾患予防にマクロファージがどのように働いているか、具体例をいくつかご紹介してみましょう。

体のすべての組織に存在しているマクロファージですが、じつはマクロファージという名前だけでは、あまりにも漠然としすぎるので、それぞれの部位でいろいろな呼び方がされています。

たとえば、脳では「マイクログリア」、肺では「肺胞マクロファージ」、肝臓では「クッパー細胞」、皮膚では「ランゲルハンス細胞」……などなど。

細かく見れば、組織によってマクロファージの性格は多少なりとも変化するので、幾分かは多様な機能・形態の細胞群になっていると言えます。

■マクロファージと腎臓結石

「一度できたら溶かせない」といわれていた腎臓結石を、「マクロファージ」（単球）が溶解する現象を名古屋市立大学大学院医学研究科腎・泌尿器科分野の岡田淳志医師、郡健二郎教授らがマウスを使った実験で発見しました。

腎臓結石は、血液をろ過した原尿に含まれるカルシウムや尿酸、シュウ酸などが尿細管で固まってできます。結石の8割はシュウ酸カルシウムで、溶かす方法がなく、治療は体外から衝撃波で結石を砕く方法に限られています。岡田医師のグループは、シュウ酸カルシウムの原料となる物質をマウスに投与して結石をつくらせ、その後の経過を観察したところ、シュウ酸カルシウムの原料物質の投与9日目にマクロファージが5倍に増え、尿細管から出た結石を捕食し、消化していることがわかりました。マクロファージの数は15日目には元に戻ったとのこと。このことから、岡田医師は、「結石ができやすい人はマクロファージの能力が弱い可能性がある。サポートする薬ができれば、結石を溶解する治療法を生み出せるのでは」と述べています。

■マクロファージ移植で肝硬変治療

マクロファージを使った新しい肝硬変の治療法があります。

肝臓はさまざまな働きをしていて体内の化学工場と言われています。また、肝臓は人間の中では最も再生能力が高い臓器です。しかし、C、B型肝炎ウイルスや慢性的なアルコール摂取などによって肝臓が持続的に障害され、だんだん繊維化が進むと、肝硬変になってしまいます。日本では30万人ぐらいの患者がいると言われていますが、肝硬変が広がると、だんだん肝臓が機能しなくなり、そうなると、肝移植が最後の治療法になってしまいます。

日本では生体肝移植が行われていますが、大変な費用と拒絶反応などの問題があります。その中で、近年、自分の骨髄から採取した細胞を点滴して体に入れるという簡単な方法ながら、すばらしい効果を上げて注目されている治療法があります。そして、最近になって、いろいろな種類の骨髄細胞の中でも、マクロファージになる細胞が肝硬変の改善に重要な役割を果たしていることが動物実験で明らかにされました。

骨髄の細胞から特別な方法で取り出したマクロファージを肝硬変モデルマウスに移入すると、このマクロファージが肝臓で起こっている炎症の質を変えて、その結果、炎症を抑えて、繊維を溶かして健康な肝臓を取り戻したということです。マクロファージの性格をきちんと制御してあげると、難病と言われてきた病気でも治療できる手法が生まれることを示す一例ですね。

■脳のマクロファージと神経修復

脳の中にはT細胞やB細胞はいませんが、マクロファージはちゃんといて「マイクログリア」という名前で呼ばれています。

自然科学研究機構・生理学研究所の鍋倉淳一教授の研究グループは、ものすごくわずかな光を捉える斬新で特殊な顕微鏡を用いて、マウスが生きている状態の脳の中でマクロファージ（マイクログリア）が具体的にどのように働くのかを、世界で初めて観察しました。

その観察の結果報告によれば、『マイクログリア細胞は、正常な脳において、脳の神経細胞のつなぎ目であるシナプスに、1時間に1回、正確に5分間、まるでシナプスに聴診器をあてるように先端をふくらませ、異常がないか触って検査を行なっている』ということです。

神経の活動が増すと、〝検査〟回数も増加。脳梗塞などで脳に障害を受けた場合には、じっくり1時間以上も〝シナプス全体を包み込むように触って〟、まるで精密検診を行なうように、じっくり〝検査・検診〟していることがわかりました。

初めて明かされた脳の中のマクロファージの仕事ぶり。

さらに興味深いことに、ある場合には、〝精密検診〟後のマイクログリアが〈う〜ん、これは修復困難……〉と判断したかのように、シナプスが消えてしまうこともあるのだそうです。

障害を受けた脳神経が快復していく過程において、また発達段階で不必要な神経回路がなくなったりするときなどにおいては、マイクログリアのこのようなキメ細かい働きが、とても重要であることが推測されます。

■脳のマクロファージとアルツハイマー

アルツハイマー病は、認知機能低下、人格の変化を主な症状とする認知症の一種です。

厚生労働省による2011年の「患者調査」によれば、前回（2008年）調査に比べて、アルツハイマー病の増加が目立ち、患者数は36万6000人（12・6万人増）と推計されています。アルツハイマー病は、脳にアミロイドβ（ベータ）という物質が沈着し、その結果、神経細胞が次第に死滅することで引き起こされます。脳への沈着は、痴呆が現れる数年前、早い人では40歳代から始まると言われています。

東京都医学研究機構・精神医学総合研究所の秋山治彦副参事研究員（当時）らは、2004年に、米医学誌『ネイチャー・メディスン』に、脳内のマイクログリア細胞がアミロイドβを取り除いていることを発表しました。

秋山研究グループは、アルツハイマー病の比較的早期段階で肺炎を起こして死亡した患者の脳を観察し、周囲に比べ、アミロイドβが蓄積していない部分があることを発見し、この部分を詳しく分析しました。その結果、患者が軽い脳梗塞を起こしたこと、そしてその部分だけマイクログリアの働きが活発になっていたことがわかり、脳内ではマイクログリアが、沈着するアミロイドβを分解することが明らかとなりました。

このことは、マイクログリアの活性化をコントロールすることで、アルツハイマーの新たな治療法につながる可能性を示しています。

■外界の情報を探っている皮膚のマクロファージ

皮膚は、表皮、真皮、皮下脂肪からなります。厚さ0・2㎜の表皮内にはマクロファージの役割を担う「ランゲルハンス細胞」がいます。

表皮は、4種類の細胞が層状に重なっており、上から角質層、顆粒層、有棘層、基底層と区別されます。このうち顆粒層は、厳密に言えば3層になっており、その2層目では、隣合う細胞同士の間隙を特殊なタンパク質でぴったりと接着させている、「タイトジャンクション」という構造があります。この「タイトジャンクション」は、外からの異物の侵入を防ぐことと、内側の水分の蒸発を防ぐ大事なバリアになっています。ですから、物質は簡単に皮膚の中に出たり入ったりはできない構造になっているのです。

この構造を綿密に知るため、慶応義塾大学医学部・天谷雅行教授らのグループは、2009年に、この0・2㎜の表皮を真皮からはがして、3次元的に「タイトジャンクション」を可視化して詳しく調べることに成功しました。そしてその結果、表皮にいるランゲルハンス細胞が、「タイトジャンクション」を壊すことなく、樹状突起を伸ばして、外界の情報を得ていることが明らかになりました。

■マクロファージが浸潤しないと皮膚炎悪化

体内のどこかに炎症が起こると、血液の中にいるマクロファージ（単球）は血液中から炎症の現場に浸潤して集まってきます。慢性皮膚アレルギー炎症のモデルマウスで炎症部位に集まっている白血球を調べると、そのうち半数近くがマクロファージなのです。このことから、病巣部に集まっているマクロファージが炎症を増悪化させているのではないか？　という疑いが生まれます。

そこで、これを調べるために、東京医科歯科大学・大学院医歯学総合研究科・免疫アレルギー学分野・烏山 一教授らは、炎症のモデルマウスで病巣部にマクロファージが集まれないようにしてみました。そうすると、炎症はますます増悪化しました。さらに、このマウスの病巣部に正常マウス由来のマクロファージを注入すると、炎症が抑制されました。

このことから、皮膚アレルギーの病巣部に集まっているマクロファージは、炎症を増悪化させているのではなく、炎症の火消し役として働いていることが明らかになりました。ちなみに、血液からアレルギー病巣部に浸潤したマクロファージは、病巣部の環境によって、炎症抑制型に変化していることも、明らかになっています。

■加齢でマクロファージの傷への集積が遅れる

皮膚が損傷すると、出血が起こりますが、血小板と血液凝固作用によって止血します。その際に、組織のマクロファージが刺激を受け、応援で駆けつけてきたマクロファージとともに、損傷で壊死した組織や残骸を貪食処理して、清掃実行部隊としての機能を発揮します。清掃が終わると、マクロファージは血管新生を促して、傷んだ組織の改築と再建に貢献します。こうしてマクロファージは創傷の治癒に重要な役割を果たします。皮膚の傷ついた部分でのマクロファージの数は、若い人では7日目にピークが来ます。一方、高齢者でのピークは84日後となります。高齢者で傷の治りが遅いのはこういう原因があるのです。

■母乳中のマクロファージ

人の母乳の中にもマクロファージが存在しています。このマクロファージは細菌などの異物と出合うと、活性酸素を多く出して高い殺菌能力を示すとのことです。つまり、プライミング状態（スタンバイ状態）にあると考えてよいマクロファージなのです。ですから、母乳の中でマクロファージは、最終的には赤ちゃんに消化される運命にありますが、赤ちゃんの咽頭喉頭で感染防御を担っているのです。

■ガンを排除するマクロファージ

免疫学者は、ガンを体から排除するには最強の免疫細胞であるキラーT細胞を誘導できればよいと考えています。キラーT細胞は特異的にガン細胞を殺すことができますが、そのためには、いわゆるガン免疫を誘導する必要があります。ガン免疫の原点は、自然免疫系がガンを異物として認識して、殺して処理することから始まります。そこで得た異物情報がT細胞やB細胞に渡され、ガン免疫が誘導されていきます。そこのメカニズムのいくつかはわかっていましたが、最近の論文で、ナチュラルキラー細胞とマクロファージの共同作業が重要なことが示されました。

T細胞もB細胞もいない免疫不全マウス（欠損マウス）と、さらにナチュラルキラー細胞もいない重度免疫不全マウスに、それぞれガン細胞を移植した実験で、ナチュラルキラー細胞の役割が見えてきました。特定の細胞が欠損したマウスを使うと、欠損した細胞の機能が解析できます。

それは、ナチュラルキラー細胞がインターフェロンγでマクロファージを活性化して〝ガンを攻撃するマクロファージ〟と〝ガン抗原を提示するマクロファージ〟を誘導するということです。ナチュラルキラー細胞とマクロファージが強力な自然免疫・共同戦線をつくることで、ガン免疫を誘導することができるわけです。いわば戦友というところですね。

また、ごく最近ですが、マクロファージの活性を適正に保つことで、治療が非常に困難な膵《すい》臓ガンで延命効果が認められることが動物実験で確認されました。このときにマクロファージは、先ほどお話しした一酸化窒素（NO）を産生するようになっています。マクロファージを除去したり、NOを産生しない条件にすると、延命効果は認められなかったのです。

えっ、マクロファージが泡沫化することも？

これまでマクロファージについて、あれこれ述べてきました。健康の維持を考えるならば、まずマクロファージの活性を適正に保持することを考えなければならない、ということは理解していただけたかと思います。

ただ、こんなに優秀で大活躍のマクロファージですが、どんなに頑張っても耐えきれないこともあります。たとえば次のような例です。

メタボ、メタボと言われている、正確にはメタボリックシンドロームという肥満状態。じつは、脂質代謝とマクロファージは大事な関係があります。

コレステロールはすべての細胞にとって必要な脂肪ですから、体中に運ばなくてはなりませんが、それを担っているのが俗に「悪玉コレステロール」と呼ばれているＬＤＬ（低比重リポタンパク質）です。このＬＤＬは酸化されると、酸化ＬＤＬという物質になりますが、これは細胞毒性が高いことが知られています。体のいたる所で酸化ＬＤＬはできますが、マクロファージが酸化ＬＤＬを貪食して、きわめて効率よく取り除いています。

しかし、血中のＬＤＬ濃度が高く、かつ、活性酸素が非常にたくさんある（つまり持続性の炎症がある）と、マクロファージはもはや対処しきれない状態になります。

たとえば動脈です。血管が傷つき、炎症が続くと、血液中の高濃度のＬＤＬが酸化され続け、それを除こうとやってきたマクロファージが一生懸命、貪食します。が、その結果、マクロファージの細胞内にコレステロールの油滴がたくさんたまり、動けなくなって泡沫化してしまいます。マクロファージもお手上げ、というわけです。この状態は動脈硬化が起こる一因と言われています。

そんな重い状態を招かないためにも、日々、マクロファージが処理できる範囲でコレステロールを制御する生活を心がけることが大切です。それができれば、マクロファージが酸化ＬＤＬを取り除いてくれるので、健康な状態を保つことができます。


もう一つ、マクロファージに関して、気をつけたいことがあります。

それは、薬。医薬品にはマクロファージの活性を低下させる物質も多く存在します。ステロイドなどはその代表です。マクロファージの活性保持が研究されていくうちに、やがて医薬品などの機能もより高まる可能性があると思われますが、マクロファージの力をそぐ薬というものも存在することは、覚えておいてください。

いずれにしても、病気を治すのは医者でもなく薬でもなく、結局のところ、個人のもっている自然治癒力に帰します。自然治癒力を高めるということは、「自然免疫」の力を高めるということであり、それはマクロファージを強くパワフルに保持する、ということにほかなりません。

植物は、根幹が健康でなければ、いくら枝葉をいじっても枯れてしまいます。仮に一時見かけは良くなったように見えても、結局はだめです。私たちの体もそれと同じで、根幹さえきちんとしていれば、大概の病気はそれなりに回復します。マクロファージはその根幹だと言うことができるのではないでしょうか。

第2章

マクロファージ活性化物質を求めて

――LPSの発見

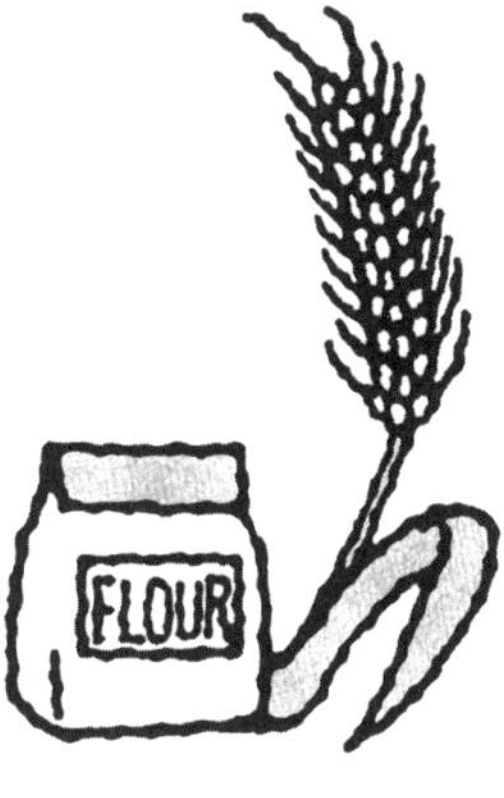

ストレスにもろいマクロファージ

ストレスは万病のもと、といわれます。動脈硬化やガン、生活習慣病、悪性の感染症など、現在問題になっているほとんどの疾患がストレスと関係があるとされています。

ところで、ストレスは、第1章でお話ししてきたマクロファージの生理活性を著しく低下させます。

もちろんストレスは他にもいろいろな悪影響を体に及ぼしますが、なかでもマクロファージの生理活性はとても敏感にストレスに反応。ストレスが増えれば増えるほど、マクロファージの力はどんどん弱まっていくことがわかっています。

マクロファージが担っているのは、全身の機能を正常に維持するという重要な役割です。であればこそ、ストレスがさまざまな疾患の原因あるいは誘引になっていることはよく理解できます。

けれども、現代においてストレスがない状態は考えにくく、どんな人でも程度の差こそあれ、ストレスにさらされています。ということは、マクロファージの機能が損なわれるリスクが常にあるということです。

ストレスは避けられないとしたら、私たちは常に、いつ起こるかわからない現代病の発症を座して待つほかないということになります……。

しかし、私たちの健康のカギを握っているのがマクロファージであるならば、ストレスに立ち向かうカギを握っているのもまた、マクロファージなのではないでしょうか。

〝たとえストレスが加わっても、マクロファージの機能をできる限り損なわないようにすることができれば、病気になるリスクを相当程度、軽減できるのでは――〟

「健康維持」というテーマのもと、長年マクロファージに着目した研究とその成果の実証・普及に取り組んできた私たち研究チームは、この考えを研究の中心に据え、25年ほど前から、「マクロファージを元気に活性化させる物質」の追求に的を絞るようになっていきました。

健康の〝守り番〟を、パワーアップさせることができれば、ストレス以外の要因や加齢からくるマクロファージの弱体化にも、抵抗していくことが可能なはずだと思いました。

目指す物質の条件は、安心・安全、そしてエコ

さらなる健康を求めるという観点から、当然、その物質は、自然界より求めることになります。目指したのは、身近にあって、誰もが口に入れることのできる安心・安全な物質です。

これには、私の学生時代からの恩師で、その後も私の研究の指導者である水野伝一先生（東京大学元副総長）の影響も大いに関係しています。先生は、東大教授時代、環境と生体のクロストーク（情報交換）も研究課題となさっていました。そのクロストークの媒体になっているものが、おそらく生命の根幹にかかわる細胞・マクロファージであり、そのあたりに生体の健康を維持する何か重要な手がかりがあると常々言っておられました。だから、マクロファージを活性化する物質を求めようとなったとき、先生の教えに従い、そうした物質はマクロファージが情報を出したり受けたりしている外界環境、すなわち私たちの身の回りに自然と存在しているもののなかにきっとあるはずだと考えるところから研究を始めました。

経口で摂取されていて安全性が担保されているものとなると、つまり食品から探し出すということになるわけですが、もちろん当初は、どこから手をつけてよいのやら手探り状態でした。しかし、研究チームが物質探しに際して心がけたあることが、後年だいぶたってから幸運な発見に導いてくれました。

何を心がけたのかというと、それは「エコ」でした。正直言えば、その当時はまだ「エコ」という言葉や概念は、それほど一般的にはなっていませんでしたが、要は〝いらなくなったもののなかに、有用なものが眠っているかもしれないから、それを使おう〟という発想です。もともと研究費用がそれほど潤沢でないことに加え、探している物質は高価なものであってはなりません。大勢の人々に、マクロファージの活性化物質を広く届けるためにも、できるだけ安価であることが必要でした。

小麦の洗浄液の中で見つけたもの

幸運な、その発見にいたるきっかけをつかんだのは、研究をスタートさせてからおよそ5年後の、1988年のこと。

食品の製造過程で出てくる廃棄物（といっても汚いものではなく、不要になった物質）を協力企業から提供してもらいながら、スクリーニングを続けていたところ、あるとき、小麦の製粉工場から小麦デンプンの水洗浄液をもらいうけました。

工場において、小麦粉をグルテンと小麦デンプンとに分別する作業があり、その工程で水が使われます。使用が済んだその水洗浄液の中に、強力にマクロファージの活性を高める物質が存在していたのです。

小麦粉の工場から、さらに大量の水洗浄液を提供してもらい、それをどんどん濃縮していって成分を取り出し、ヒトや動物のマクロファージに反応させて、生物活性をはかる実験を、長い時間費やして繰り返しました。

協力していただいたのは千葉製粉という会社だったので、千葉製粉の〝CH〟と小麦粉の英語読み「FLOUR」の頭文字〝F〟をとって、とりあえず、その有効物質には〝CHF〟という名前をつけておくことにしました。

それで最初にわかってきたことは、動物に〝CHF〟を経口投与すると、ストレスを与えたときの胃潰瘍を予防することでした。また、トキソプラズマによる感染死を防御する作用も出てきました。興味深いところでは、かなり年寄りのニワトリが産んだ卵の卵殻強度が上がり、産卵数も増えました。つまり内分泌に影響を与えるということがわかったのです。さらに、家族性の高ＬＤＬコレステロール症を低下させるとか、さまざまな有効作用があることが次々とわかってきました。

もちろん現象だけを捉えるのにとどまらず、物質的な基盤をしっかり固めなければならないということで、〝ＣＨＦ〟について物質としての探索研究もあわせて行いました。

いったい、この物質の本体は何なのか。

〝ＣＨＦ〟を徹底的に究明していった結果、〝ＣＨＦ〟の本体は、「リポポリサッカライド」（ＬＰＳ）というものだということが判明したのでした。

じつは知らずに摂取していたLPS

懸命に探していたマクロファージを元気にする物質が、「リポポリサッカライド」（ＬＰＳ）だったとは――。

この事実は、私たち研究者にとっては意外な驚きでした。

一般の方たちには、ちんぷんかんぷんの初めて聞く名前かもしれませんが、本当に身近なところで、そこかしこに存在している物質なのです。
ＬＰＳは細菌の一成分で、主に土壌に含まれており、土で育つ野菜や果物や穀物などに必ずくっついています。土が舞い上がれば、その空気内にもＬＰＳは含まれることになります。森や林、畑や田んぼ……、つまるところ、ＬＰＳはそういった環境ならどこにでも存在していると言えます。

植物は細菌と共生していますから、たとえばサラダなどの生野菜を食べれば生きたまま細菌を食べることになるし、煮たり焼いたりして調理すれば細菌は死にますが細菌の構成成分は食べていることになります。つまりヒトは知らずして細菌や細菌の構成成分を食べています。すなわち、ヒトは古来よりＬＰＳを知らないうちに口に入れているわけなのです。

とはいえ、目に見えないものが口を通過していることに気づくわけもなく、経口摂取したＬＰＳの有用性などわかる由もなく、人々は何も知らぬまま過ごしてきた、と言えるでしょう。

研究チームが小麦の水洗浄液からＬＰＳを見いだせたのは、水洗浄液をどんどん濃縮していって、最後に成分を凝縮させて取り出していたため、検体としての十分な量を確保できたからなのかもしれません。

いずれにせよ、小麦の水洗浄液との出合いは、じつに大きなことでした。いつもいつも捨てられていたものだったのに、ほかにも不要な廃棄物・処理液は山とあるのに、どうして私たち研究チームの前に現れてくれたのか……感謝であり、いまでも不思議な気持ちです。

実験・研究を進めていくと、興味深い試験結果がたくさん出てきました。

たとえば、その当時、キノコからつくった経口投与の制ガン剤に抗腫瘍効果が出る場合があるという報告があったので、それにＬＰＳが含まれているのか、念のために調べてみたところ、かなり含まれていたのです。それならばもしや、と思い、一般に売られている漢方薬を何種類も手に入れて調べてみたら、ＬＰＳが比較的多く含まれていることを確認できたものがいくつもありました。このことから、じつは漢方薬の効果というのは、薬効成分も当然あるだろうが、それにＬＰＳが加わっているのではないかと推察されました。

むろん、制ガン剤にしても漢方薬にしても、つくっている側は、ＬＰＳを加えようと意図したわけでないのは確かです。なぜなら、私たちの経口ＬＰＳの有用性に関する研究は、小麦の洗浄液から得たＬＰＳを使って、まだ、さまざまな試験や検査を重ねていた段階でしたから。世の中にＬＰＳの有用性についての情報がほとんど何ももたらされていない状態において、ＬＰＳの効果を示唆するものを見つけたことは、少なからず自分たちの研究を勇気づけてくれました。

「パントエア・アグロメランス菌」

やがてＬＰＳの隠れたスーパーパワーを一般的に広く活用させるための方途を求めて、具体的な取り組みが始まりました。

ところが、すぐに大きな壁にあたってしまったのです。

件の小麦粉処理の廃液から大量にこの物質をつくろうと動きだしたのですが、やはり大量生産には無理があることがわかりました。マクロファージを活性化する成分の取り出しは、必要十分な濃度になるまで水洗浄液を濃縮していかなければならず、それには当然ながら膨大な量の水洗浄液が必要になってしまうのです。製造に非常に手間がかかり、設備も含め費用の面でもたいへんかかってしまいます。

量とコストの問題がネックとなって、結局、この方法は頓挫。代わりに考えついたのが、うまくいくかどうかわからないけれども、LPSの〝ルーツ〟をたどっていこうということでした。急がば回れです。

LPSがいたのは小麦粉の中……。そのもとは小麦。LPSは細菌に由来するから、小麦に共生する細菌類を洗い上げてみる。さらにその中から、どんな細菌の細胞膜の構成成分であるのかを突き止める。そうして、その細菌を培養して、抽出して、LPSをとる。この方法なら安価で大量のLPSが得られる――。

ただ、その実践となるとそう容易ではありませんでした。

まず世界中から小麦という小麦を集めました。日本は小麦を世界中から輸入しているので、日本で手に入れたものも数多くありましたが、海外からもたくさん取り寄せました。それら全部から、小麦粉に存在している微生物（細菌）を分離したところ、5種類くらいが出現。この5種類をさらに調べていった中で、常に優位に存在していることが見いだされたのは、「パントエア・アグロメランス菌」という名前の細菌でした。

なぜ「パントエア・アグロメランス菌（略してパントエア菌）」が、小麦粉に、それも世界中の小麦粉に多く含まれているのか、そのときは理由がわかりませんでした。ただ「見つかった」という事実だけです。しかし、やがて、あとから次のようなことがわかってきました。

「パントエア菌」は、植物の根においては植物との共生生活圏（根圏）というものをつくって、窒素を固定する作用や、リンを植物が利用しやすい形にする作用を働かせ、さらには、植物の体内に入り込むエンドファイト（内生菌）として感染防除作用があるなど、植物が生育する上できわめて有用な菌であったのです。植物の生育に役立つ「パントエア菌」は、おそらく昔から植物と長らく共生してきた菌だと想定されます。「パントエア菌」は小麦のみならず、米、ソバ、レンコン、ジャガイモ、サツマイモ、シイタケ、ホウレンソウ、リンゴ、ナシ、茶といった食用植物にも広く存在しており、そのことは同時に、ヒトが昔からLPSを口に入れてきた事実を十分に意味するものでもあります。

ともかく、「パントエア菌」までたどり着くことができた私たち研究チームは、その後、菌を取り出して培養し、LPSを抽出して、無事、物質的にしっかりしたパントエア菌LPS（小麦発酵由来のLPS）をとることに、世界で初めて成功したのでした。さらに「パントエア菌」が小麦と共生していることに着目し、小麦粉を「パントエア菌」で発酵培養することで「小麦発酵抽出物」の製造にも成功。ようやく大量・安価に供給する道が開かれました。

さっそく、この「小麦発酵由来のＬＰＳ」を使って、ヒトや動物のいろいろな生物活性を調べましたが、マクロファージを強く活性化することが確認されました。

数々の実験を重ね、その効果と安全性などをはかり続けましたが、なかにはこのような実験にもトライしました。健康な人に「小麦発酵由来のＬＰＳ」を適量、約30分間口に含んでもらった後、飲み込まずに吐き出す場合と、飲み込んで摂取した場合の効果を比較したのです。結果は、口に含んだだけでも、飲み込んで体内に取り入れたときと同じ効果が得られました。

細菌は〈グラム陰性菌〉と〈グラム陽性菌〉という名前の2つのグループに分類されるのですが、「パントエア菌」はグラム陰性菌のほうに属す菌で、その菌の細胞膜の構成成分がＬＰＳです。興味深いのは、ＬＰＳはグラム陰性菌の生存に欠かすことのできない成分であり、ＬＰＳがないとグラム陰性菌は死んでしまいます。一方で、マクロファージもまた個体の生存に欠かすことのできない細胞です。そこで長い間の進化の歴史で、ＬＰＳはマクロファージに影響を与え、個体の健康が維持されるようなしくみをつくり出してきたとも言えると思います。

いろいろな疾患動物などにも適用させて効果をチェック。すると、小麦洗浄液のあのLPSと同じような効果が再現できました。

さらに効果を調べていくと、アトピー性皮膚炎や高脂血症の改善などに有効という研究結果が出てきました。先に述べた、胃潰瘍の予防、トキソプラズマ感染の防御、LDLコレステロールの低下、卵の卵殻強度アップなども含めて、LPSの効果について集積。そのときまでのさまざまな研究をまとめ、1992年に、論文発表しました。

LPSがマクロファージを活性化させるしくみとは

じつは、論文は発表したものの、私たちの課題はまだ残されていました。なかでも重要な点は、マクロファージとLPSの連携関係のしくみは具体的にどのようになっているのか、ということでした。

実験上では、マクロファージが経口投与したLPSの影響を受けて活性化していたのは確実であり、実証もされています。けれども、LPSがどうやってマクロファージを刺激するのか、そのメカニズムまでは、まだ解明できずにいたのでした。

私たち研究チームの論文に対して、この点が欠けているという批判もあり、忸怩《じくじ》たる思いでいました。しかし、ファクト・イズ・ファクト（事実は事実）です。現実に出現している効果を覆すことはできません。

徹底解明を目指し、より集中しながら研究を継続していたところ、1997年、アメリカのチャールズ・ジェニユウェイ博士により、もともと昆虫で感染防御に働いていると考えられていた異物識別システムに関するタンパク質の分子群「トルライク・レセプター（※レセプターとは〝受容体〟の意）」というものが、哺乳類にも存在しているという発見・発表がなされたのです。

それは、この分子群はマクロファージの膜表面にも存在していて、異物の認識に関与しているという衝撃的な報告でした。

しかも驚くべきことに「トルライク・レセプター（略してTLR）」は、体に有益なもの（活性化物質）を選別し、自分を介してマクロファージ内に情報を送り込む任務をも担っていたのです。

たとえるなら、「TLR」の役割の一つは、マクロファージという屋敷の〝厳格な門番〟。訪れた客を見定め、ご主人が〝招き入れてもいいよ〟としている客だけに門を開く働きをしている、と言えば、わかりやすいでしょうか。

その後、さまざまな研究がなされ、ヒトには10種類の「ＴＬＲ」があることがわかり、しかもそれぞれ対応する相手が決まっていることも判明しました。


とうとう得ることができた、ＬＰＳがマクロファージを活性化するしくみに関係する詳しい情報。本当は自分たちが解明したかったので悔しくはありましたが、それよりも、私たちが見いだしたＬＰＳに対応する「トルライク・レセプター（ＴＬＲ）」探しが、先決でした。

やがて、ＬＰＳは、「トルライク・レセプターの4番（ＴＬＲ４）」に結合して働くことがわかりました。

ちなみに、免疫活性化物質としてすでに知られているベータグルカン（キノコや海藻などに含有）やペプチドグリカン（乳酸菌に含有）は、「トルライク・レセプターの2番（ＴＬＲ２）」に結合しています。

ルートの番号がちょっと異なるだけで、ＬＰＳもベータグルカンもペプチドグリカンも、同じ活性化物質の仲間には違いないのですが、ＬＰＳは、これら「ＴＬＲ２」を介するグループに対して、1000倍以上もの免疫活性化力が確認されています。少量で私たちの健康維持に力強く寄与してくれるという利点は、ほかの物質をはるかに凌駕しています。じつは、このことこそが、LPSがきわめて優れた物質である大きな理由の一つです。

マクロファージは少量の異物刺激を受けることで「プライミング状態（スタンバイ状態）」と呼ばれる活性化段階になります。この段階にあるマクロファージは異物排除能が高まっているだけでなく、ストレスによる免疫低下に対する抵抗性を獲得しています。じつは、口から入ったLPSは、「TLR4」を介した刺激で、この「プライミング状態」を強く誘導するという機能をもっていたのです。

さらに、「TLR4」を介したLPSのマクロファージに対する刺激は、ウイルス感染を防ぐインターフェロンの産生を促すこともわかってきました。

いろいろ紆余曲折がありましたが、LPSの追求を続けてきた研究は、ようやく2000年の半ば頃から、何とか太い軌道に乗り始め、まわりの人々の理解と協力も得られるようになっていきました。

最近では、国（経済産業省）をはじめ、さまざまな分野の企業からもバックアップしていただき、これまでの経口による摂取法だけでなく、皮膚に塗る経皮でのＬＰＳ摂取の方法も開発しました。いまは、ＬＰＳ含有の経口サプリメントや経口食品、経皮クリームなど、多種類のものを世に送り出せるようになっています。

また、ＬＰＳは、放射線による内部被爆に対しても効果を示すことが想定されており、現在、研究が進んでいるところです。

第3章

田舎の子どもは、なぜアレルギー疾患にならないのか

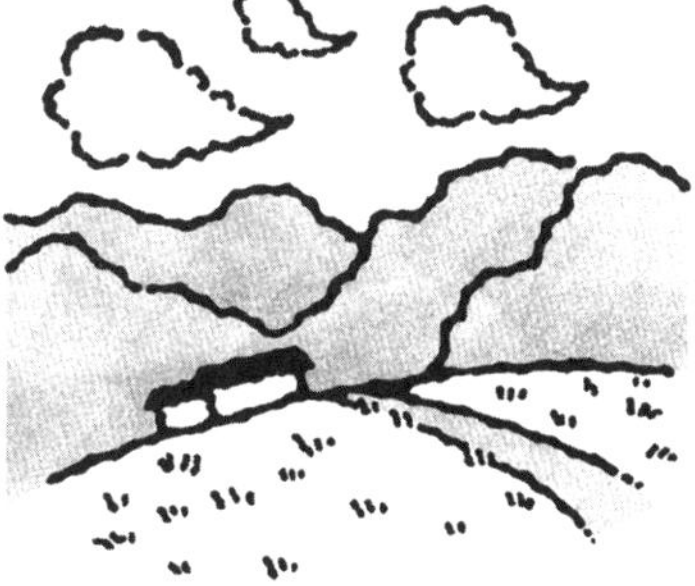

衛生仮説

現代社会では、アトピー性皮膚炎やぜんそく、花粉症などアレルギー疾患の罹患率が増え続けています。日本だけでなく、海外の、とくに先進国でも明らかに増えています。

昔に比べて衛生環境がよくなってきたというのに、なぜアレルギー疾患は増え続けているのでしょう。

読者の中にも、ご自身が何らかのアレルギーを抱えていたり、アレルギー疾患のお子さんをもっている方も多いのではないでしょうか。ほこりの出ない布団や、ミクロのダニまで吸い込む掃除機や、その他いろいろな抗菌グッズが人気を集めているのも、そうした状況の裏づけと言えるかもしれません。

興味深いことに、田舎の子どもより都会の子どものほうが、アレルギー疾患率は高いといわれます。

今から20数年前に、英国の医師ディビッド・ストラチャン博士が、英国における子どもアレルギー疾患の調査を20数年間にわたって実施。英国で1958年3月のある週に生まれた1万7414人を対象とした、アレルギー疾患の有病率と家族数・きょうだいの数との関係の調査でした。その結果、11歳〜23歳時における花粉症の有病率および1歳までの湿疹の有病率は、きょうだいの数と逆相関にあることがわかりました。つまり、きょうだいが多いとアレルギーが少ないことが示され、さらに花粉症の有病率は年少のきょうだいより年長のきょうだいに多いことがわかったのです。すなわち衛生状態が悪いほうがアレルギーになりにくい、という論を発表しました。これが有名な「衛生仮説」といわれるものです。

要するに、細菌にさらされた生活環境で育った子どもは、細菌にさらされにくい環境で育った子どもよりも、花粉症やアトピー性皮膚炎などのアレルギー疾患に罹患しにくいというもので、現在では、この仮説がどうやら正しいことが、いろいろな研究からわかってきています。

アレルギー体質になる分かれ目とは

2008年11月23日に、NHKテレビで『病の起源・第6集/アレルギー 2億年目の免疫異変』と題された「NHKスペシャル」が放送されました。

番組の核となったのは、ドイツ・ミュンヘン大学のエリカ・ムーチウス教授が、田舎の子と都会の子を比較して、どうして田舎の子がアトピー性皮膚炎にならないのか、ぜんそくにならないのか、その理由を追った調査。〈田舎に住んでいる・きょうだいが多い・動物といっしょに暮らしている〉などの子どもは、〈都会に住んでいる・ひとりっ子〉などの子どもに比べてアレルギー体質になりにくく、その分かれ道は幼いときのLPSの曝露量にある、という結論が紹介されました。

田舎の子と都会の子では、LPSの曝露量が大きく異なる——。

「衛生仮説」が発表されてから約20年を経て、アレルギー予防のカギを握る物質が、当初の〝漠然とした〟細菌から、LPSと呼ばれる物質に特定されたということになります。ヨーロッパの研究者たちの大規模な疫学調査と、これを裏づけるための動物実験により明らかにされたのです。

すなわち、アレルギーの増加は、幼少期において、LPSに触れたり吸い込んだりすることが減ったことが原因だったのです。LPSは微生物の成分ですから、土壌や井戸水や動物の糞（土壌の中にも混じっていたり）にも含まれています。土で育つ野菜や果物や、玄米や小麦胚芽にもくっついています。土まみれの少し不衛生と思われる環境中にはたくさんの微生物がいますから、その結果ＬＰＳが環境中に相対的に多量に存在することになります。しかし、家畜や土に触れることがなく、あまりにも清浄に育てられた野菜や穀類を食べる都会の子どもたちは、ＬＰＳの自然摂取が減り、その結果、ＬＰＳで刺激することによって成熟させるべき自然免疫が弱い状態になっているというわけなのです。

野山を駆け回ったり、花を摘んだり草の上で寝転んだり、土をこねたり、牛や馬や豚の糞が身近にあったり、動物を飼っていたり、子だくさんの家庭で育ったり……そうした子どもには、アレルギー疾患が少ないということ。

これは、ＬＰＳに曝露することで自然免疫のスイッチがオンされ、アレルギー疾患に対する抵抗力がつくというのが原理になります。

自然の豊かな環境の中で、農薬を使わない土で育った野菜を食べる暮らしをしていれば、ヒトはＬＰＳを自然に摂取できていますが、現代の衛生的な環境の中では微生物が少なくなっており、ということはＬＰＳの量も減っており、ＬＰＳを摂取しにくい状態になってしまっています。

元来ヒトの体は、ＬＰＳを環境から摂取することで、生体の恒常性や免疫バランスの維持が強く保たれるはず――であるところ、とくに舗装道路やコンクリートだらけの都会生活においては、生体に影響を与える程度にまではその存在量が多くないので、大幅に摂取量が減少していると考えられます。

日本人は綺麗好きすぎる⁉

「将来、子どもが花粉症で苦しまないようにするためにはどうすればよいか」をテーマに2009年2月3日、理化学研究所免疫・アレルギー科学総合研究センターの谷口克センター長（当時）が、理研横浜研究所で報道関係者を対象に開かれた「製薬協プレスツアー」（主催＝日本製薬工業協会）において、次のような「花粉症にならないための9か条」を紹介しました。

▽**生後早期にＢＣＧを接種させる**

：菌を体内に入れることであり衛生的な菌曝露になる。

▽**幼児期からヨーグルトなど乳酸菌飲食物を摂取させる**

：乳酸菌は自然免疫に作用することが知られています。

▽小児期にはなるべく抗生物質を使わない

：抗生物質は細菌感染を防ぐためには有効ですが、私たちの体内の腸内細菌も殺してしまうために使用は制限するべきです。

▽猫、犬を家の中で飼育する

：犬猫は外で飼うよりは家の中で飼うほうがＬＰＳの曝露量が多くなります。

▽早期に託児所などに預け、細菌感染の機会を増やす

：とにかく機会を見つけては積極的に細菌感染させるのがアレルギー予防には望ましい、ということです。

▽適度に不衛生な環境を維持する

：できるだけ「綺麗好き」を抑えて。

▽狭い家で、子だくさんの状態で育てる

：第一子のアレルギー疾患の発症頻度は６・３％、第二子は４・９％、第三子は３・１％と、第二子以降は発症頻度が下がるデータがあります。

▽農家で育てる

：ＮＨＫの番組と同じ考え方です。

▽手や顔を洗う回数を少なくする

：特に消毒剤などは使わないように気をつけましょう。

少々過激なものもありますが、「衛生仮説」に基づいた提言です。

「衛生仮説」の骨子は「環境中に本来あるべき成分が衛生的な環境になることによって、その量が減少して、本来ならば十分に生物個体が接触する機会があるべきなのに、その機会を逸してしまった結果、いろいろな病気の発症を招く」という考え方です。

戦後の食糧難の時代には，狭い家で子だくさんで床に落とした食べ物も気にせずに食べていました。そのころは今のようにアレルギー疾患の子どもはいませんでした。

実際、最近の疫学調査の結果によると、アレルギー疾患の患者数は、20歳代で80％、40歳代では70％、50歳代では40％、60歳代では30％と、若い世代ほど多くなっています。旧い世代の人は自然と意識せずに彼らより多めのＬＰＳを口にしていたと推察されます。外国旅行で下痢になる人が多いのも綺麗好き日本人の特徴でしょう。現在の超衛生的な生活習慣が、自然免疫力を弱めて各種アレルギーや細菌感染に対する抵抗力を弱めてしまっていることは間違いありません。日本人の極端な綺麗好きがアレルギー疾患を増やしていると言っても過言ではないのです。

じつは「衛生仮説」は人間に対してだけではありません。あの可愛い動物たちのこんな行動を知っていますか。

- **コアラの子どもは母親の糞をなめる習性がある。**
- **パンダの子どもも成長の過程で母親の糞をなめる習性がある。**

これらも自然免疫力の強化をしているのです。

よく観察すると、人間の赤ちゃんもよく似た行動をしています。いろいろなものを何でも口にもっていってなめようとしていますね。

むろんあまりに不潔なものはやめさせなければなりませんが、赤ちゃんが口にするものはすべて煮沸する、母乳を飲ますとき乳首を消毒する、などの清潔志向はいかがなものでしょうか。薬用石鹸で必要以上にゴシゴシ手を洗うのも勧められません。皮膚を守っている大切な常在菌まで殺すからです。うがいや各種抗菌グッズの使いすぎも、自らの抵抗力を進んでパワーダウンさせているのと同じことです。

ところで、赤ちゃんとお母さんに関することで、近年、次のような研究結果が発表されています。

- 妊婦がヨーグルトを多く食べると、生まれた子どもはアレルギー疾患になりにくい。
- 妊娠中に動物との接触をしていたお母さんの影響は、お腹の中の赤ちゃんにまで及んで、アトピー性皮膚炎を防ぐ。

「衛生仮説」は幼児期にとどまらず、そのもっと前まで遡ってきています。

お母さんになられる方は、妊娠中から子どものためにある程度、非衛生的な生活を心がけましょうということになります。

かつて、脚気《かっけ》という病気が流行った

若い方にはあまり馴染みがないかもしれませんが、「脚気」という病気があります。原因がビタミンB_1の不足からくると解明されて、いまではほとんど患っている人がいなくなりましたが、昔は多くの人が脚気を患い大変でした。

平安時代では富裕層に、江戸時代の江戸ではさらに武士や町人にも流行しました。そのうちに、白米食を蕎麦に替えるとよいということが一部の漢方医の間で知られるようになりました。副食が貧しかった時代、主に精米された白米にだけ頼っていたのでは、毎日の食事にビタミンB_1が不足してしまっていたのですね。白米のビタミンB_1含有量は乏しいのです。漢方医は経験的に蕎麦を勧めたのでしょうが、蕎麦にはビタミンB_1が多く含まれています。

いずれにしても、脚気とビタミンB_1の因果関係が判明するまで、とくに白米を主食とする日本人の歴史は、脚気との闘いでした。日本では昭和初期まで脚気で死亡する人がいたのです。日本の陸軍においても、脚気で亡くなった方が相当な数にのぼったという明治時代の記録を振り返ると、百年少し前くらいまではビタミン不足で病気になる人はかなり多数いたことがわかります。

現在では、ビタミンが不足すれば各種の病気になることは一般によく知られており、食物等で補わねばならない健康維持に必須な成分であることは広く認知されています。そのようになるまでには、多くの研究者の多大な努力と苦闘があったわけですが、現代人の健康は、その恩恵によるところ大なのです。

ビタミンB_1が不足すれば脚気になるという関係以外にも、たとえば、ビタミンAが欠乏すると夜盲症になりますし、ビタミンCは抗酸化作用があり疲れをとってくれます。ビタミンが配合された飲料であるとか、ビタミン剤などは、ごく一般的に用いられており、ビタミン不足で病気になる人の数は激減しています。

このように、ビタミンは文明化に伴って、補われることが当たり前になって、その結果、病気にならなくなったわけですが、反対に文明化が進んだために、本来健康維持に必要だった成分の摂取が不足となり、それが病気の原因になっている、と考えられる成分も出てきました。その代表がＬＰＳです。

アトピー性皮膚炎や花粉症など、増え続けるアレルギー患者の数をなかなか減らせない現状は、どこか昔の脚気の流行の様相に似ていますが、ＬＰＳは、脚気に対する蕎麦の効用のように、ビタミンB_1のような有効手段として、じつは、すでにさまざまな実験・研究により、優れた効果が見いだされています。

動物の免疫系を自然な形で調節している物質ＬＰＳは、今日の衛生的環境の中でのアレルギー疾患罹患率の低減に対して、質と量をコントロールして摂取することが予防の突破口になるという例をいくつか、次に示していきたいと思います。

アレルギーに効くLPS

本書の初めのほうで説明しましたが、免疫には、ワクチンに代表されるように、病気を引き起こすもととなる抗原に対し、たとえば抗体をつくって撃退する「獲得免疫」と、マクロファージが中心となって異物を識別し排除する「自然免疫」とに分けられます。

アレルギーは「獲得免疫」の作用によって起こりますが、前述したように、「自然免疫(親分はマクロファージ)」は「獲得免疫」をコントロールする役割をもっていますから、「自然免疫」の力が乱れると免疫が異常に働き、アレルギー疾患につながることが十分考えられます。一方このことは、質と量をコントロールしてLPSを摂取すれば、マクロファージが強化されるので、アレルギー疾患の予防改善ができるのではないか、という可能性を示唆しています。

では具体的に、LPSがアレルギーに対してどう有効なのかを、わかりやすくお話ししましょう。

専門的な説明はできるだけ割愛しますが、とにかく「獲得免疫」には、その働きによって主に〈Th1型〉と〈Th2型〉というタイプがあります。相互に抑制的に働きながら、病原体を排除するために仕分けし合って、バランスを取り合っているのですが、このバランスが崩れてくると、私たちの健康が損なわれることになります。しかし、アレルギー疾患が増加すると、〈Th2型〉の免疫細胞隊の出撃が多くなるので、どうしてもバランスが〈Th2型〉のほうに傾いて不均衡な状態になります。そこでLPSの出番です。LPSはもう一方の〈Th1型〉のほうを優位にする〈IL-12〉という物質を産生誘導する力をもっているのです。つまり、アレルギー問題の解決には「獲得免疫」の〈Th1型/Th2型〉バランスを制御するLPSの関与が、まず重要だということなのです。

動物実験でもLPSが抗アレルギー効果をもつことが調べられています。

マウスに、アレルギーに関わる〈IgE抗体〉をあらかじめ投与しておき、その後、マウスの耳たぶに抗原となる液を塗布すると、塗布した部分が、アレルギー反応によって腫れてきます。しかし塗布する前に、マウスにLPSを皮内投与しておくと、浮腫が起こらないのです。このことは、たとえば、花粉症などになっていても、LPSを摂取することで、症状が軽減できる可能性を示しています。

以下、各アレルギーに対するLPSの効果を見ていきましょう。

■花粉症に対するLPS効果

いまやニュースで花粉の量が多い少ないと情報が出されるほどに、花粉症は国民的疾患になりました。厚生労働省が発表している数字では、いまや花粉症患者数は、全国平均では15・6～20％超ということです。昔に比べて花粉が多いわけでもなく、花粉が多い地域の有病率が高いということもなく、やはり私たちの環境の中に、私たちが気づかない何か、免疫バランスを崩す変化が起こってきたと考えるのが妥当です。そして、その重大な変化を招いている要因の一つが、ＬＰＳの自然摂取量の低下なのではないかと推測されるのです。

ちなみに、花粉症などに罹ると、なぜ、かゆみやくしゃみが起こるのでしょうか。そのメカニズムは次のようなものです。

〈IgE抗体〉は、免疫担当細胞の中でも肥満細胞に結合します。肥満細胞は、細胞の中にヒスタミンやセロトニンといった成分を含む顆粒を抱えていて、皮膚や気道粘膜や腸管粘膜のすぐ裏側に存在しています。アレルギーの原因となる抗原物質がやってくると〈IgE抗体〉の産生が増えます。この〈IgE抗体〉が肥満細胞に結合し、さらにそこに抗原がやってきて〈IgE抗体〉にかちっとはまりこむと、それがスイッチになって肥満細胞は抱えていた顆粒を放出するため、ヒスタミンやセロトニンがばら撒かれ、その作用によって、かゆみやくしゃみが引き起こされるわけですね。

マウスを使って花粉症に対するLPS摂取の効果を調べた、こんな興味深い実験があります。

まず、スギ花粉抽出物による抗原溶液を、マウスのお腹に注射したり、鼻の中に注入したりして、あらかじめ花粉症にかからせておきます。1週間おいて、スギ花粉抽出物による抗原溶液をマウスの鼻腔内に注入すると、マウスは鼻がむずむずするので鼻をかきます。この鼻をかく行動の回数によって症状の程度を評価できます。

さて、この花粉症誘導操作の間、LPSを飲水に混ぜて自由に摂取させた場合、水だけを与えたマウスに比べると、鼻かき回数が格段に減少します。この試験から、LPSの花粉症に対する抑制効果を確認することができました。

今後さらに研究することで、花粉症を自然に治す食品などが開発されることが期待できます。

■人間のアトピー性皮膚炎に対するＬＰＳ効果

花粉症と並び、増加しているのがアトピー性皮膚炎です。

まず人間のアトピー性皮膚炎症例に対して、ＬＰＳを内服適用した５つの臨床例を紹介します。これは、帝京大学溝口病院皮膚科・安藤巌夫助教授（当時）のご協力にて実施されました。

症例は、すべて皮膚科医によりアトピー性皮膚炎と診断された患者のもので、いずれも難治性で経過の長い症例です。

投与はＬＰＳ溶液（10μg／ml）を１日に１ml×３回、飲んでもらう方法で行っています。５例中４例に、皮疹および掻痒感の改善が観察されました。症状が医師から見て増悪した症例はありませんでした。

この試験は、ダブルブラインド（試験品と対照品を準備し、被験者と医師のいずれもどちらが試験品か知らない状態で行う試験）あるいはケースコントロールスタディー（性別や年齢などの要因が似た人を「対照」として選び、その上で、疾病の原因と考えられる要因――たとえば食生活、嗜好品など――を、過去にさかのぼって調査し、両者で比較する試験）ではありません。しかし、被験者たちは他の治療法でもなかなか治らなかった経過の長い例であり、経口剤で5例中2例が著しい効果を見せたことは、かなり有効性があると言ってよいと思います。

著しい効果2例の改善例は、単なるプラセボ効果（有効成分以外、見かけが全く同じ擬薬をプラセボと言います。ヒトは、これは効くのではないかと期待すると、その精神的作用から有効成分が入っていなくても症状が改善したりするので、そういった効果をプラセボ効果と言います）とは考えにくく、患者がきわめて感謝していたことも医師から報告されています。

この臨床試験の結果から、ＬＰＳが、人間の難治性アトピー疾患の改善効果を持つことが示されました。

■犬のアトピー性皮膚炎に対するLPS効果

次に、犬のアトピー性皮膚炎の場合です。

アトピー性皮膚炎が増加しているのは人間だけではなく、人間と生活を共にするペットにおいても同様です。少子高齢化の現在、ペットは癒やしのための重要なコンパニオンとなっていますが、血統書重視の風潮や小型化を目指す交配による遺伝的弱体化のほか、室内での飼育が増え、ストレスがかかっていることも原因でしょう。

私たち研究チームは、ＬＰＳの経口投与による、犬のアトピー性皮膚炎の改善効果について も試験を行っています。

シーズー犬の症例。数年来のアトピー性皮膚炎で、ステロイドやインターフェロンγ治療を試したものの改善が見られなかった犬です。かゆみで掻くためか、ほとんど毛が抜けている状態でしたが、飲み水にＬＰＳを混ぜて自由に摂取させたところ、１ヵ月後には毛が生え揃い、目のまわりや口のまわりの皮膚が正常化しました。

Ｐ.78の写真はミニチュアダックスフンド犬の症例です。シーズー犬のときよりも低濃度のＬＰＳを投与しており、改善までに日数がかかっていますが、２ヵ月後には皮膚が正常になり、毛が生え揃い始めていることがわかります。

これらの症例から、ＬＰＳの内服で犬のアトピーにも効果があることがわかりました。その後も獣医師の協力で調査を継続していますが、犬ではＬＰＳ摂取で半数以上に改善効果が表れます。

ところで、この試験のときに、併せてもう一つ調べてみたことがありました。

ミニチュアダックスフンドのアトピー改善症例

ミニチュアダックスフンド（9歳）
2歳で発症

LPS素材の投与
（6μg/kg-bw/day）

■7月1日（投与直前）

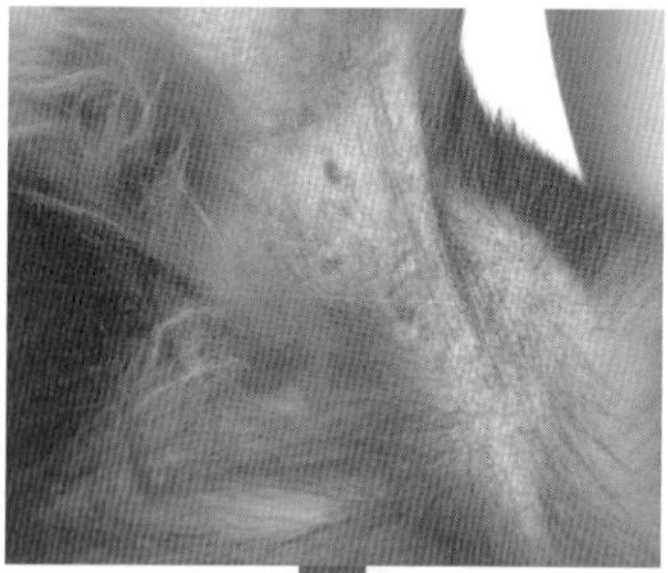

■8月4日（投与1カ月後）

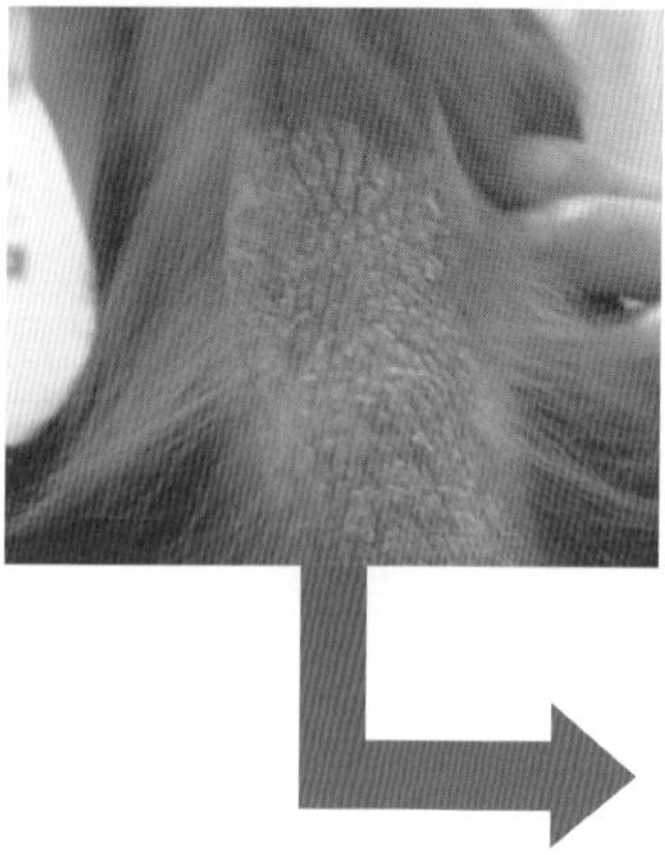

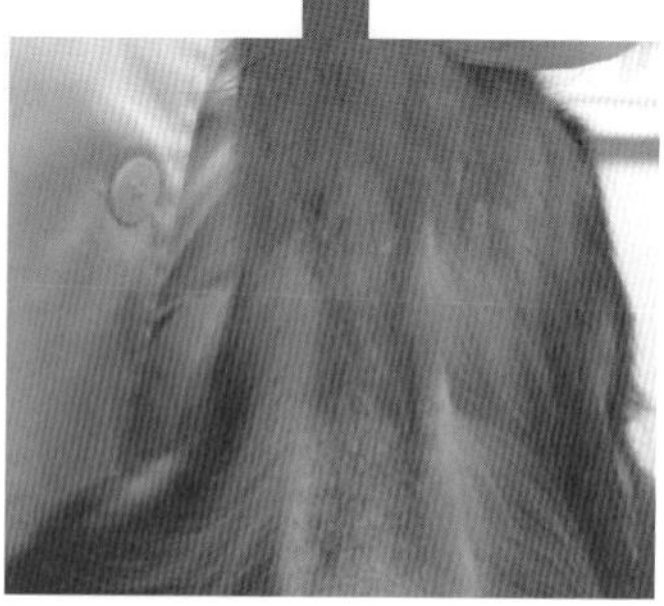

■8月22日

投与
2カ月後

■9月1日

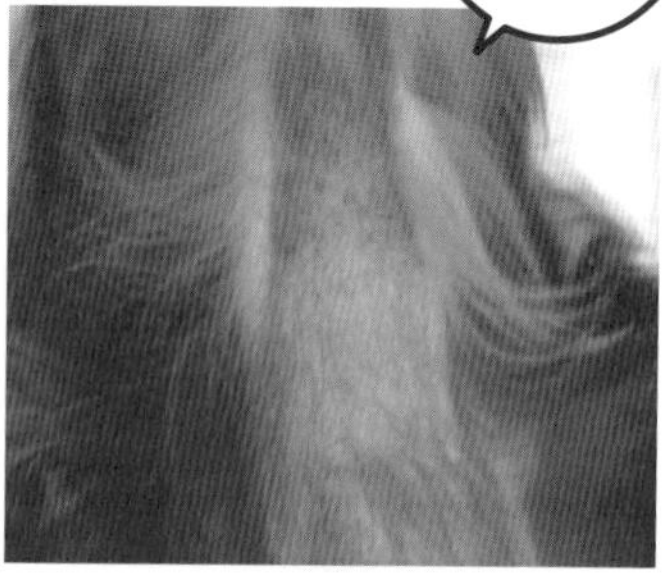

動物がＬＰＳ入りの水の味を好むかどうか、という点についてです。

私たちは、犬にＬＰＳ入りの水を飲ませてみると、喜んで飲んでいるように思えました。そこで、動物の自然免疫機能を活性化し、かつ、動物に好まれる一般的な飲料水ができると考え試験を行うことにしました。

個体差を少なくするため被験動物はマウス。サンプル水を入れた給水瓶を一つのケージにセットし、給水瓶の位置の記憶による飲水量の偏りをなくすため、８日目まで毎日給水瓶の位置を交換しました。

開始から３日目まではマウスの飲水への慣らし期間として、給水開始から４日目から８日目までは毎日の給水瓶交換時に減水量を測定し、その後は、14日目に減水量（消費量）を測定しました。

飲水開始14日目では、ＬＰＳが入っている水のほうの累計の減水量（消費量）は、ＬＰＳを含まない水よりも54％多くなっていて、４日目～８日目、14日目の結果は、統計解析でも有意差をもっていました。つまり、いずれもＬＰＳ入りの水のほうが好んで飲まれていました。そして、「ＬＰＳを、０・０８～０・８μg／ml含む水」に動物の嗜好性が高いことを見いだしたのです。

今後、犬とそれ以外の動物のアトピー性疾患の予防・改善のための経口食品等を開発するときの参考になると思います。

また別の犬、数種類とＬＰＳの試験例です。

獣医師に使っていただき、アトピー症状のある犬10頭の予備試験が行われました。ＬＰＳを飲水に加えて与えたところ、アトピー性皮膚炎に対する効果が５頭で観察されました。これならばと、さらに獣医師の協力を得て、本格的な調査を行うことにしました。ＬＰＳ配合サプリメント錠剤を用います。アトピー性皮膚炎もしくはアレルギー性皮膚炎の診断（病歴、皮膚症状、国際アトピー性皮膚炎調査委員会の診断基準に基づく）された犬（平均年齢７・５歳）。ステロイド剤、抗ヒスタミン剤、抗菌剤など薬剤投与あり症例１２７頭、併用薬剤なし症例26頭。体重当たりの量を揃えてＬＰＳを１～２ヵ月間、食事時に、または単独で投与しました。投薬がある場合は併用しますが、他にサプリメント投与は行わないこととしました。そして投与前後の症状を評価しました。

結果は、ＬＰＳサプリメント剤を経口投与した１５３頭中、著効23頭と有効67頭で、合わせて90頭（58・８％）に改善効果が認められました。また、変化なし58頭（37・９％）、悪化5頭（3・3％）で、重篤な副作用は認められませんでした。

オス（改善率69・1％）とメス（改善率50・6％）では、統計学的に有意にオスはLPSに対して有効性が高いことが示されました。つまり、オスのほうがメスよりも改善効果が高いという結果でした。

また、シーズー、トイプードルは改善率40％以下でしたが、チワワは改善率80％を示し、犬種によりLPSの有効性が異なる可能性が示唆されました。

以上のことから、LPSは犬のアレルギー疾患の治療法として、有効であることがわかったのです。

なお、柴、シーズー、ゴールデン・レトリーバー、ラブラドール・レトリーバーなどはアトピー性皮膚炎になりやすい系統なので、飼っている人はとくにご注意を。

第4章

ヘルシーメニューで評判。丸の内タニタ食堂の秘密

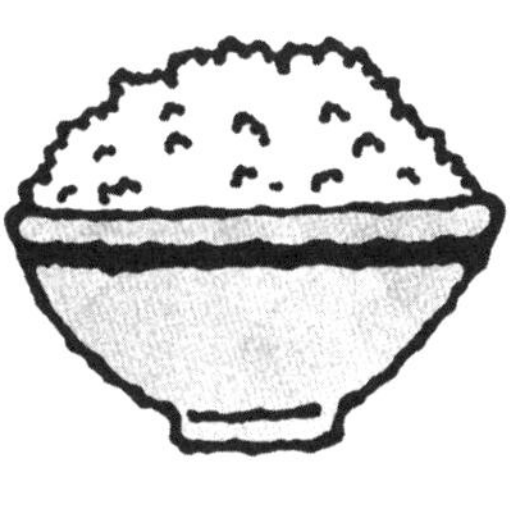

レシピ本はベストセラー&食堂は連日超満員

いま、「タニタ食堂」のヘルシーメニューが大人気です。

タニタは、体組成計・体脂肪計などの健康計測・計量機器の製造・販売で知られる老舗メーカー。そこの社員食堂の〝美味しくて満腹感がありながらカロリーや塩分を抑えた〟定食（一定食あたり500キロカロリー前後・塩分3グラム前後）が注目を集め、このメニューのレシピを紹介した本は、2010年に出版されて大ヒット。その後続編も出版され、シリーズ類計532万部のベストセラーになっています。

2012年1月には東京・丸の内に、同社の社員食堂のコンセプトを忠実に再現したレストラン「丸の内タニタ食堂」がオープン。

レシピ本を購入した読者から「社員以外でも食べられる場所をつくって」という声が多数寄せられたため、社員食堂のメニューが一般の方でも食べられる場所として出店を決めたとのこと。併設するカウンセリングルームでは体脂肪率や筋肉量などが計測できて、管理栄養士からの無料アドバイスも受けられるということで、サラリーマンやOLたちなどでいつも満員です。

さらには、タニタ社員食堂をめぐるエピソードをテーマにした映画までつくられました（2013年5月公開）。

〈『はかる』を通して世界の人々の健康づくりに貢献する〉が同社の経営理念で、健康に関わる計測・計量機器をつくっている会社なのだから、そこで働く社員たちが、まず率先して自分の健康に留意しなければ――というのが、社員食堂を設けたきっかけだといいます。

このほか全社員に歩数計を配布して歩数競争を行なったり、通信機器を搭載した体組成計や血圧計を社内に設置して、計測データをいつでもパソコンで確認できるしくみを構築するなど「からだの見える化」による健康づくりを実践しているそうです。

玄米の栄養価をもち、白米の美味しさももつ

この丸の内タニタ食堂で採用されているおコメがあります。

「金芽米《きんめまい》」というおコメです。

一見、白米とまったく同じように見える白いおコメですが、これまでにない画期的なおコメなのです。

その説明の前に、おコメについての基礎知識をおさらいしますと――、

コメの種子の厚い外皮（籾殻）を取り去ったものが、胚芽・胚乳・果皮からなる玄米です。玄米の表面を覆う糠《ぬか》層を取り去ることを精米といいます。通常この作業は精米機を使って行われます。糠層も胚芽も取り去ったコメを白米といいます。

さて、玄米は、栄養価が高く健康に良いことは広く知られています。白米と比べると、ミネラルは白米の約3倍、ビタミン類は約5倍、食物繊維は約7倍にもなります。しかしながら、もごもごする食味が嫌われたり、消化が悪いなどの理由から、なかなか白米を超えるほどの普及に至っていないのが現状です。いくら健康食品だと喧伝されても、やはり〝白い美味しいご飯が食べたい〟という欲求は、日本人の中に根強くあるといえます。

まさに栄養を優先すれば、味や消化は二の次になり、味や消化をとれば、栄養は二の次になる、というジレンマです。

ところが――、食味と消化が悪い玄米の糠層を取り除いて見かけは白米。なのに、玄米の栄養価は残しながら、かつ白米よりも味は美味しい――という、願ったり叶ったりのお

コメができたのです。それが金芽米です。

ポイントは「亜糊粉層（あこふんそう）」というものにあります。

「亜糊粉層」とは、簡単に言うと、糠と〝白米〟の間にある膜です。厳密には、糠層とデンプン組織の間に存在する100分の1ミリくらいの非常に薄い膜。これまでは玄米を精米するときに剥ぎとられていた部分ですが、文字通り〝薄皮一枚〟デンプン組織側に留める技術が研究開発され、そうして登場したのが金芽米なのです。もちろんデンプン組織にくっついている胚芽部分は膜の内側で残ります（P.89の図参照）。

新技術の精米法による〝亜糊粉層残存米〟すなわち金芽米（胚盤の色から金芽米という名前がついたそうです）は、ビタミンE、ビタミンB_1、食物繊維、マルトオリゴ糖が、精製白米のそれに比べて、各4・5倍、2・9倍、1・6倍、2・9倍多く含まれています。

さらに亜糊粉層は強い水分保持力があるのですが、これも金芽米のもう一つの〝ウリ〟を生じさせています。それは、「カロリーオフ」です。白米より約1割少ない量で金芽米を炊いても、金芽米1粒1粒が旨みもろとも水分をギュッとキープするため、見かけは同じカサになります。つまり、いつもの〝同じご飯1杯〟。満足感が変わらなければ、徐々に減量効果はあがる……というわけなのですね。炊き上がった白米ご飯と金芽米ご飯を、同じ150g（1合）で比較すると、白米ご飯が252キロカロリーに対して、金芽米ご飯のほうは216キロカロリーということになるそうです。

おコメ一筋人生の社長さんの願い

この夢のようなおコメづくりにチャレンジして成功させたのは、金芽米の発売元である東洋ライス株式会社の雑賀慶二社長（80歳）です。

生まれた家が精米機のディーラーだったという、おコメ一筋の人生。「コメになりきる。コメになりきれば、コメが求めているアイデアが生まれる」という信念のもと、長年コメビジネスに邁進してきた人で、知る人ぞ知る「無洗米」の発明者でもあります。

無洗米誕生のエピソードとして伝えられているのは、淡路島への20年ぶりの旅行で紀淡海峡を船で渡っていたとき、海がとても濁っていたことに気づいたことが、そもそもの発端だったそうです。なぜあんなに濁るのか、調べていくと、家庭から流されるおコメのとぎ汁が原因の一つだとわかりました。自分が大切に思っているおコメが海を汚している……心を痛めた雑賀さんは一念発起。家庭で洗わなくても炊けるおコメの開発を決意して

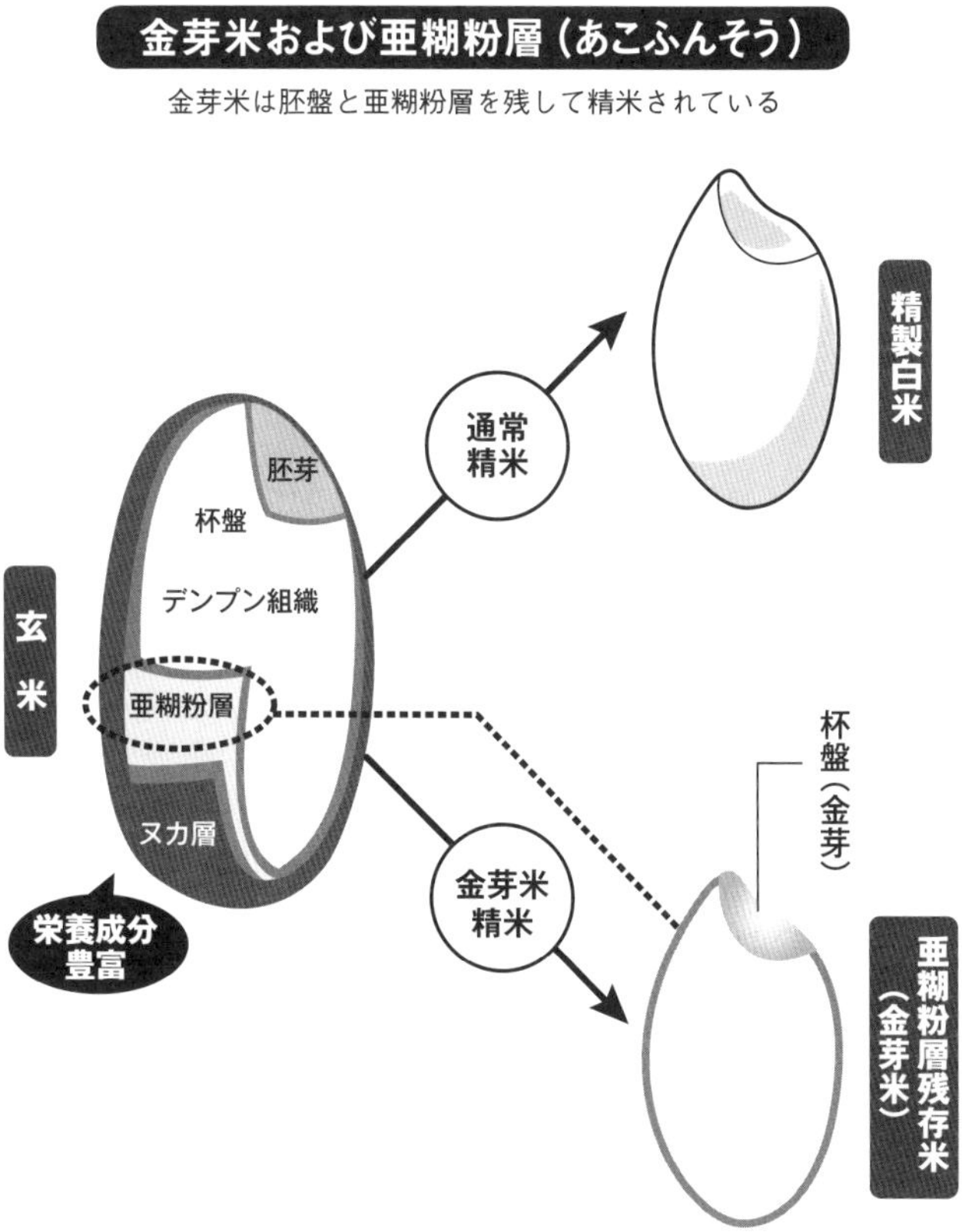
金芽米および亜糊粉層（あこふんそう）
金芽米は胚盤と亜糊粉層を残して精米されている
胚芽
杯盤
デンプン組織
亜糊粉層
ヌカ層
玄米
栄養成分豊富
通常精米
精製白米
金芽米精米
杯盤（金芽）
亜糊粉層残存米（金芽米）

取り組み始めました。

とはいえ、おコメを洗わないで済む方法は、そう簡単に見つかるものではなかったようです。なぜなら、精米後の白米の表面には、俗に「肌ヌカ」と呼ばれる糠の取り残しがどうしても〝アバタ〟のように残ってしまうのです（美味しいご飯を食べるには、炊飯前にこの〝アバタ〟をできるだけ取り除くことが必要。それで、おコメを何回もすすぎながら洗うわけです）。しかも「肌ヌカ」は粘着力が強く、精米機械内の部品を操作するだけでは、なかなかきれいに取りきることができませんでした。

あるとき、雑賀さんのはいていたズボンに偶然チューインガムがついたことがヒントをくれました。頑固に剥がれないチューインガムを取るには、別のチューインガムをくっつければ、きれいに剥がすことができる！　頑固な「肌ヌカ」も、同じ強い粘着力をもってすれば剥がれるのではないだろうか——。この発想をもとに、無洗米機を開発。そうして無洗米を誕生させたのでした。海をきれいにしなければと思ってから15年目、１９９１年のことでした。

やがて、時代が進むとともに、世の中の人々の健康意識が高まりを見せるようになり、雑賀社長も「おコメをもっと健康的なものにできないだろうか」と思案した結果、着目したのが、玄米の栄養のいわば貯蔵庫ともいうべき亜糊粉層でした。亜糊粉層を白米側に残すことができたなら、栄養と美味しさを併せもったすごい健康米ができるはず……。

けれども、亜糊粉層は糠層と密着状態。精米の機械で玄米から白米をつくる際、それらはぴったりくっついたまま剥ぎとられるため、亜糊粉層だけを白米側にきれいに残すなどという発想は、無茶を通り越して不可能に思えることでした。たとえとしてはあまり正確ではありませんが、バナナの皮やブドウの皮を剥いたとき、皮の内側にヌワッとした膜のようなものがひっついていますが、それらを想像するとわかりやすいかもしれません。そういったものを〝身〟のほうに残そうというわけです。

しかし、時に「コメになりたい」と口走ることもあるというほど、おコメに対する愛情と熱情が溢れている雑賀さんは、不可能を可能にしました。

特殊な技術を独自に編み出して、精米機械の構造を改良。2005年に金芽米を世に送り出したのです。

金芽米とは、金芽米というもののタネを蒔いて、育ててできるおコメではありません。産地やブランドには関係なく、この独特な精米法を採ることによってできあがるおコメを指すものです。

パン食の普及、米離れ、休耕地……近年、おコメを取り巻く状況は厳しくはなっていますが、金芽米は日本の米文化を守る救世主になるかもしれないとの観測もあります。実際、丸の内タニタ食堂に次いで、大手弁当チェーンの「HOTTO MOTTO」も、金芽米を〈金芽ごはん〉という名称でお弁当に使用を開始。〝健康に良い〟というポイントを、テレビCMなどでも大々的にPRしています。

健康維持は人間すべての願い。その意味では金芽米が海外の人々に受け入れられることも大いに期待されます。

金芽米は多くのLPSを含んでいた

ところで、私たちは、おコメにLPSが含まれることを、とくに糠により多く含まれることを突き止めていましたから、金芽米にも通常の無洗米よりも多くLPSが含まれていると推定し、LPS量を測ってみました。

平成24年長野県産こしひかりの玄米を用い、金芽米精米機で調整した金芽米と従来の精米機で調整した精製白米を比べました。

その結果、金芽米は1gあたり、0・53μgのLPSを含んでいました。精製白米は0・09μgでした。このことから、金芽米は精製白米よりも約6倍（5・9倍）も多くのLPSを含んでいることがわかりました。

私たちは、LPSの1日摂取量は約500μgが好ましいと考えています。体重1kgあたりLPS10μgが、おおよその目安です。たとえば体重80kgの人なら約800μg、40kgなら約400μgとなりますが、標準的には約500μg摂取を目指してほしいと思います。

たとえば、金芽米を1日2合（300g）食べるとすると、一日で159μgのLPSが摂取できることに。するとこれだけでも、約3分の1の量をまかなうことができる計算になり、LPS不足の現代人には重要な供給源になると思われるのです。

マクロファージは異物排除の基本的細胞であり、この作用から自然免疫の中枢を担っていることは、すでにお話ししました。そこで、金芽米がマクロファージの貪食能（異物の粒子を細胞内に取り込む作用）を増強する作用があるかどうかも測定しました。

その結果、亜糊粉層は0・1mg／mlで貪食能促進効果を確実に示し、金芽米でも10mg／

mlで貪食能促進を確実に示しました。これと対照的に精製白米は効果が見られませんでした。

また、マクロファージの活性にかかわるこんな比較実験も試みました。

もともとマウス実験において、血清中の固形ガンを強く壊死させる因子として見いだされた物質があります。腫瘍壊死因子（TNF）と呼ばれるタンパク質で、活性化マクロファージから産生され、現在では、種々の細胞に働き、異物の排除、代謝制御など多くの生理的現象に関与することが知られています。

金芽米がもつ自然免疫活性化の力を、この腫瘍壊死因子（TNF）がどれだけ産生されるかという点を指標にして、精製白米と比較してみました。

この比較測定では、マクロファージは2種類用いました。一つは、LPSに応答性のある細胞。もう一つはLPSと結合する「トルライク・レセプター（TLR4）」が欠損したマウスから得た細胞。

これまでの研究からは、この2つの細胞は乳酸菌に対する反応性などで同等の結果を示します。つまり、そのほかの条件は同一になっている上での実験だということです。

その結果、ＬＰＳに応答性のある細胞では、精製白米の添加１０００μg／mlでもＴＮＦ産生が認められませんでしたが、金芽米の添加１００～１０００μg／mlで明らかなＴＮＦ産生を認めました。すなわち金芽米は、精製白米に比べて高い生物活性パワーをもつことが明らかになったことになります。

一方、〝欠損マウス〟細胞では、金芽米１００００μg／mlの添加でわずかにＴＮＦの誘導が見られましたが、ＬＰＳに応答性のある細胞と比べて３００分の１程度でしかありませんでした。このことから、金芽米のＴＮＦ産生能は主にＬＰＳが担っていることがわかりました。

金芽米は、わずか数ミクロンの厚さしかない亜糊粉層を残存させる高度な精米技術によりつくられたものですが、さらに、食味を損なわないでもう少し厚くすることも不可能ではないと言えましょう。そのようなコメはＬＰＳ含量がもっと多くなるはずですから、より強力な健康増進機能が期待されるわけです。

なお、研究結果から、ＬＰＳは口腔内での吸収性が高いことが示唆されています。よく咀嚼すれば、金芽米に含まれるＬＰＳの免疫力を高める効果が十分に働くのではないかと考えられます。

このように、丸の内タニタ食堂などが採用している金芽米の秘密を見てきましたが、おコメが、ダイエットだけではなく、マクロファージの活性化を通じて、健康の維持&促進に働く機能をもつということは、大きな驚きと言わねばならないと思います。

東洋ライス株式会社が、２０１３年６月から９月にかけて、一般モニターの方に３ヵ月間継続して金芽米を食べてもらい、その健康効果について聞くというアンケート調査を行いました。調査開始から３ヵ月後の調査結果を、同社のホームページから引用して、参考までにここに掲載しておきます。

＊＊＊＊＊＊＊

●わずか３ヵ月の期間で、75％の方が何らかの体調改善効果があると答えました。

●具体的には、「便通が改善した」（57％）、「肌の調子が改善した」（39％）、「口内炎が改善した」（44％）、「風邪にかかりにくくなった」（32％）、「花粉症の改善がみられた」（6・4％）という結果でした（平成25年10月9日現在）。

〈すべての効果を確認するには短期間だったことや流行の時期でない項目もありますが、「季節の変わり目は必ず風邪をひいていたのに、今月は体調を崩さなかったような気がする」「1年を通して何らかのアレルギー症状が出ていたが，気になる症状は見られなくなった」などのコメントがあり、モニター期間の経過に伴い、増加することが予想されます。

今回のアンケートは回答率が67％と高いこと、金芽米を週に4日以上食べる方が91％で、毎日食べる方も57％と多数であること、自由記述のコメントに予想以上に多くの方がご記入いただいていることが大きな特長です。

また、「ご飯は元気がでます。朝はヨーグルトだけでしたが、金芽米がおいしく、胃にもたれないので毎食食べてます。疲れやすい体が、かなり元気になったような気がします。」など、食生活全般に役立っていることは予想外の効果でした。〉と同ホームページは結んでいます。

体に良いと言われる食品はLPSのおかげ!?

近頃、健康にいいからと「青汁」を毎日飲んでいる人がとても多いようです。新聞広告やチラシでも青汁食品の広告が目立ち、テレビでも、いろいろな会社から出ている青汁食品のCMがひんぱんに流れており、青汁人気の高さがうかがわれます。

そして、それらの青汁製品の売り文句に共通するのが、〈日本人が陥っている野菜不足が補えます〉等々のコピー。食物繊維やビタミン、ミネラル、そのほか植物一般がもっている抗酸化物質などについての知識にも、人々の関心は向かっています。健康の維持を目的に飲み続ける人が増えるなか、愛飲者の実感として、活力が出たとか、便秘が解消されたとか、いろいろな効果も聞こえてきます。

本当に健康に効果があるかどうかはともかく、青汁の「どんな成分が」健康の維持に有用なのか、という点に関しては、青汁の健康維持機能も青汁に多く含まれるLPSが関係しているのではないかと、私たちは考えています。

左ページの表は、食用・薬用植物におけるLPS含量について分析を行なった結果をまとめたものです（乾燥重量1gあたり）。たとえば、ワカメ、明日葉、ソバ、レンコン、ドクダミ……など、LPSがどんな植物にどれくらい含まれているかがよくわかります。

そういえば、青汁には、明日葉やケールなどの葉がよく入っていますね。

また漢方薬のLPS含量も高く、数十マイクログラムが含まれています。漢方・ハーブ

生薬や健康食品中にはLPSが多く含まれている

サンプル	LPS含有（μg/g）
明日葉（粉末）	13.8
ゴーヤチップ（粉末）	0.2
桑の葉（粉末）	1.1
大麦若葉（粉末）	0.5
ケール（粉末）	0.2
ほうれん草（粉末）	1.3
ソバ（粉末）	2.9
レンコン（粉末）	5.0
ワカメ（乾燥）	21.2
メカブ（粉末）	42.8
クロレラ（市販健食）	0.2
ノコギリヤシ（市販健食）	0.4
ホワイトソルガム粉	2.3
小麦フスマ（市販健食）	8.8
小麦胚芽（市販健食）	7.5
シイタケ末（市販健食）	2.0
発芽大麦ファイバー（市販健食）	3.0
柿渋（発酵食品）	17.1
ドクダミ（乾燥）	5.5
鬱金（漢方薬）	30
人参（漢方薬）	20
柴胡（漢方薬）	40
冬虫夏草（漢方薬）	60
藕節／レンコン節部（漢方薬）	82
葛根（漢方薬）	5

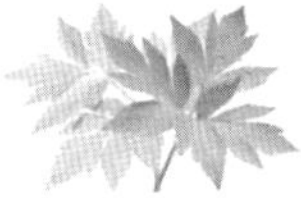
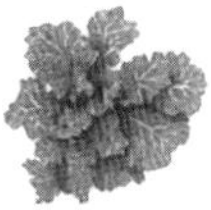
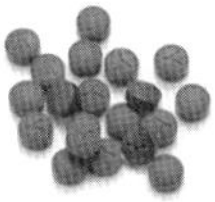
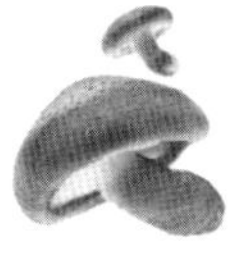
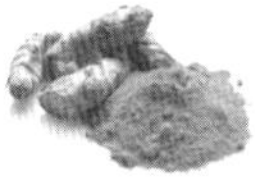

■農産物やその加工品なので、LPS含量は産地、時期、品種、農法などで大きく異なります。

系の食品などにもＬＰＳは広く存在しています。

さらに発酵食品について調べたところ、たとえば愛媛県の伝統的発酵健康食品である「柿渋エキス」には17μg／g含まれていました。

ＬＰＳが由来するパントエア菌は、多くの食用植物に付着している菌であると、前で述べましたが、古くから「これ、健康にいいよねぇ」「あれは効くよ」などと、伝統的に体に良いと言われ続けてきた植物や食品の、疾病予防や改善効果の一端は、その植物や食品に含まれているＬＰＳに担われていると思われます。

シイタケ、ホウレンソウ、レンコン、リンゴ……など、お祖母ちゃんが食事のときなどに、体に効くから食べろと薦めてくれたりしませんでしたか。レンコンについては先ごろ、私たち研究チームで、レンコンの節のところにＬＰＳがとくにまとまって溜まっていることを発見したばかりです。

多くの食品中に案外ＬＰＳが含まれていますが、とりわけ健康を志向する食材・食品に含まれているという事実は、とても興味深いことではないでしょうか。

このことは、これまで述べてきたような背景を考えると、けっして偶然ではないのではないかと思われるのです。

LPS入りのお茶で糖尿病の抑止――サラソマ茶

私たちは、糖尿病予防を目的として、LPSを配合したお茶を試作し、ヒトでの効果実証試験を行なっています。その結果をご紹介しましょう。なお、効果実証試験は、特定非営利活動法人「環瀬戸内自然免疫ネットワーク」が設置する倫理委員会で承認されたものです。

糖尿病に対する予防としては、糖分を取り過ぎないことはもちろんですが、糖は、単糖にまで分解されないと腸から吸収されないため、食べた糖分の分解と吸収を抑制すること、それから体内での糖の代謝を促進することが大切です。

試験では、まず、糖吸収阻害素材であるサラシアを配合したお茶（サラシア茶）と、サラシアにLPSを配合したお茶（サラソマ茶）を準備しました。

対象者は、病気ではないが、糖代謝マーカーか脂質代謝マーカーが高めの人、41人。その人たちを2群に分け、2ヵ月間、ダブルブラインド（被験者も医師も、試験品かそうでないものかわからない状態）で1日に2回ずつ飲んでもらいました。そして「飲む前」

「1ヵ月後」「2ヵ月後」に血液マーカーを調べました。

その結果、糖尿病マーカーであるHbA1cの推移では、サラシア茶でもHbA1cは徐々に下がりますが、LPSを配合したサラソマ茶がさらに下がるという結果が得られました。

さらに、一般に悪玉コレステロールと呼ばれているLDLについても調べた結果、同様にサラシア茶でも下がりますが、サラソマ茶でさらに下がる傾向が見られました。この結果から、免疫系の活性化が、LPSとの組み合わせで、その素材の効果をさらに高めることが示唆されました。

※HbA1cは、過去1、2ヵ月の血糖値の変動の平均を表すために、そのときの食事や体調に左右されない血糖値マーカーとして糖尿病改善の指標とされています。

また、この2種のお茶で、Ⅱ型糖尿病を発生するモデルマウスを使った試験も行ないました。

糖の分解吸収を抑制するサラシア茶、またはサラシアにLPSを配合したお茶（サラソマ茶）を12週間自由摂取させたところ、LPSを配合したサラソマ茶を飲ませた群で、血糖値が摂取期間すべてにおいて低くなることが示されました。

この試験では体重変化に差は見られていません。この試験は、糖の吸収抑制作用があるサラシア茶の効果が、ＬＰＳ配合でより効果的になることを示しています。

第5章

LPSと発酵菌の良好な間柄

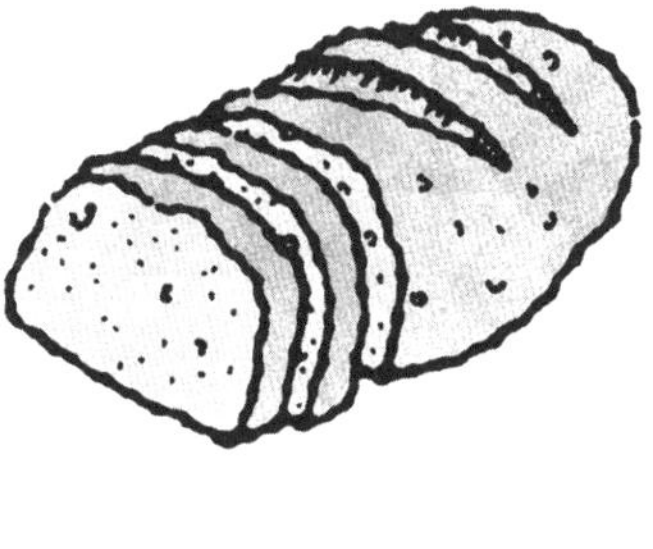

パントエア菌は植物の〝善玉菌〟

先にお話ししたように、私たち研究チームは、パントエア菌という微生物（細菌）の細胞膜の構成成分であるＬＰＳを見つけました。

パントエア菌は、窒素を固定したり（窒素化合物の供給）、不溶性のリンを吸収しやすい形にする働き（有機リン化合物の供給）などをしながら、植物の成長を促進する菌です。植物の中に入って植物内生菌（エンドファイト）としても生育し、植物の感染症を予防していることが知られています。

世界各地の小麦に付着している細菌であり、イネ、ソバ、レンコン、サツマイモ、リンゴやナシなど、他の多くの植物にも存在していますが、おそらく、病気から守ってくれて健やかな成長に貢献してくれる、パントエア菌のこのような性質があるためだと思われます。そして私たち人間も、そのパントエア菌の成分であるＬＰＳの御利益をしっかり利用して健康を保っています。

ヨーロッパでは、リンゴやナシなど、果物を保存して食用に用いる習慣がありますが、保存している間にカビが生えると食用にならなくなります。そこで、このカビを防ぐ方法として微生物を用いる公的プロジェクトがスペインで行われました。さまざまな微生物が調べられましたが、安全性・効果の上から最適と判定された微生物がパントエア菌でした。パントエア菌の生菌を用いて、果実のカビによる病気を防ぐバイオ製剤が開発されています。

このようなことからも、パントエア菌の経口での安全性が高いことがわかります。パントエア菌は、植物の〝善玉菌〟として存在し、かつ人間にも良いものとして長年摂取されてきた歴史があります。

ライ麦パンは「理想の食べ物」

主に北欧や東欧の国々やロシア、アメリカで広く日常的に食べられている「発酵ライ麦パン」は、健康に良いとされ、日本でも健康志向の高い人々の人気を集めていますが、じつは、この発酵ライ麦パンをつくるときに、パントエア菌が重要な働きをします。

当然、発酵ライ麦パンには、パントエア菌の構成成分ＬＰＳが含まれていることになります。

一般的な他のパンがイースト菌を使ってつくるのに対して、ライ麦パンはイースト菌と乳酸菌発酵によりつくられます。それで酸味が感じられるわけですね。

この発酵ライ麦パンはまず、伝統的なサワードウ（パン生地のもと）を発酵でつくるところから始まります。この発酵中に、乳酸菌がどんどん増えていくのですが、注目すべきは、その増殖に先立ち、パン生地内部でパントエア菌が大量に増殖することです。

そして、パントエア菌が増えるとき、ビタミンの一種である葉酸が産生されます。葉酸は発酵中には約3倍にも増加することが知られています。葉酸はビタミンB群の一つであり、また人間の体の中で核酸やアミノ酸の生合成に関わる酵素が必要とする大事なものでもあります（ちなみに、北欧のフィンランド人にとって葉酸の最大供給源はライ麦だそうです）。この葉酸の産生には乳酸菌は関係しておらず、葉酸が増加した後に乳酸菌の発酵がスタートします。

要するに、乳酸菌が増えるためには、第一に葉酸というものが必要で、その葉酸の供給元としてパントエア菌の増加が欠かせないというわけです。美味しいライ麦パンができるよう、何はさておき、まず葉酸を増やすという役割を、パントエア菌は一生懸命果たしているのです。増えた葉酸を使って、そのあと乳酸菌が増加を開始するというしくみからは、共生関係ができあがっていることがうかがえます。

焼いて仕上げる際にパントエア菌は死にますが、発酵ライ麦パンには、私たちの健康を守ってくれるパントエア菌の死菌や菌体成分（ＬＰＳ）が大切に残ります。

いずれにしても、発酵ライ麦パンは、原料がライ麦ですから食物繊維が豊富で、乳酸菌が摂れて、葉酸も摂れて、しかもパントエア菌由来のＬＰＳがたくさん摂れる――。そういう意味では、発酵ライ麦パンは、健康づくりにうってつけの非常に理想的な食べ物と言っても過言ではないかもしれません。

同様の例は、アジアで食される小麦発酵性の食品「パオ」づくりにおいても、パントエア菌や、パントエア菌が属している〈グラム陰性菌〉グループの仲間であるエンテロバクター・クロアカ菌などが働いていることが、調査報告されています。

ライ麦パンもパオも、人々は製造過程における菌の作用のことなどまったく何も知らずに、ただ昔から営々とつくって、そうして長いこと食してきたのでした。すなわち、私たち研究チームが、食品素材からマクロファージを適切に活性化することを指標に探索して見いだしたパントエア菌とＬＰＳは、人類が小麦を食用にし始める時期から――おそらく２万年くらい前でしょうか――私たちの健康維持に重要な働きをしてきていたわけです。

ＬＰＳ＋乳酸菌で相乗効果が

ＬＰＳと乳酸菌は、同じようにマクロファージを活性化させる、つまり自然免疫を活性化させる役割を担っている仲間です。もちろん質的な違いはあるので、基本的にはマクロファージ活性化という目的のもと、ＬＰＳはＬＰＳの、乳酸菌は乳酸菌の、それぞれの持ち味を発揮しながら仕事を分担しているわけです。

ただし、ＬＰＳと乳酸菌をある比率で混ぜると、マクロファージやナチュラルキラー（ＮＫ）細胞の活性を高める「ＩＬ‐12」というサイトカイン（情報伝達物質）の産出量が格段に上がることが、私たちの研究の結果、わかっています。

わかりやすく言い換えれば、ＬＰＳと乳酸菌をいっしょに摂ると、相乗効果があるということです。

また、ＬＰＳと乳酸菌は、ワクチンを用いるケースにおいても、タッグを組むと非常に良い働きを見せます。

ワクチンは、ウイルスやバクテリアなどに対する抗体を、感染がおこる前に、先に体につくることで、感染症に強い体にします。いわゆる獲得免疫ですが、獲得免疫というしくみは、最初にバイ菌が侵入したときに、きちんと体の自然免疫（マクロファージ）が働いて初めて獲得免疫をつくることができます。そこに、ＬＰＳと乳酸菌が加わると、抗体の量や質を高める効果（アジュバント作用＝増強作用）が出るのです。ＬＰＳと乳酸菌による相乗効果です。

もう少し追加の説明をしますと、第２章でお話ししたように、ＬＰＳがマクロファージに認識されるときの〝門番〟は「トルライク・レセプター４（ＴＬＲ４）」で、乳酸菌の主成分であるペプチドグリカンやリポタイコ酸が認識されるほうは「トルライク・レセプター２（ＴＬＲ２）」という〝門番〟。つまり、ＬＰＳと乳酸菌は、自然免疫（マクロファージ）で認識されるルートが異なります。それで、一緒に使うと、いろいろな入り口から刺激が入ることになり、そのために効率がよくなると考えられるのです。

ＬＰＳと乳酸菌は相性のよい相棒。相乗効果があるとわかった以上は、放っておくテはありません。たとえばＬＰＳを摂取するときに、いっしょにヨーグルトなど乳酸菌入り食品を摂る、といったことを励行するようお勧めします。

LPSは免疫の〝ビタミン〟

さて、ＬＰＳも乳酸菌も、当然ながら腸内に存在していますが、近年、ヒトとの共生菌として深いつながりがある腸内細菌についての研究が、大きな注目を浴びています。

ヒトの体の総細胞数は約60兆個。これに対して、ヒトの腸に棲みついている腸内細菌の数は、はるかそれ以上、約１０００兆個にも及ぶと推定されます。

加えて、腸管は最大の免疫臓器であると、最近では言われるようになり、腸管を介する免疫の作用が、全身の状態に大きな影響を与えていると考えられるようになってきました。ですから、腸内細菌が私たちヒトの健康に果たす役割は、きわめて大きいものがあると想像できます。

腸内細菌は、栄養成分の分解やビタミンの合成など、有用な役割を果たしていることが、かねてからわかっていましたが、それ以外にも免疫系を活性化することを通じて、健康の維持に重要な働きをもっていることが、いろいろと示されるようになってきています。腸内細菌を活用して、現在難病として知られている炎症性腸疾患を治療するなど、これまでには考えられなかった新しい治療法も続々と登場。こうしたことを考えると、腸内細菌と個体との〝対話〟を究明していくということが、健康・医療分野での、たいへん重要な研究テーマだということができます。健康の維持だけにとどまらず、医薬品の効果の最大化を図ったりすることにおいても、その成果が期待されるところです。

〝善玉菌〟や〝悪玉菌〟の命名者でもある東京大学名誉教授の光岡知足博士は、腸内細菌の重要な働きを、バイオジェニクスという概念にまとめられております。

バイオジェニクスとは、直接、あるいは腸内フローラを介して「免疫賦活、コレステロール低下作用、血圧降下作用、整腸作用、抗腫瘍効果、抗血栓・造血作用などの生体調節、生体防御、疾病予防・回復、老化制御等に働く食品成分」と、先生は定義されています（バイオジェニクス研究会HPより引用）。

すなわち、バイオジェニクスの考え方によれば、ＬＰＳは生体に直接作用して免疫系を刺激して、それがサイトカイン（情報伝達物質）を介して内分泌系や神経系に働き、効果を発揮しているということです。

光岡先生は、最初は、生きた細菌が重要と考えられて研究を進められましたが、1978年頃に、殺菌乳酸菌を与えると「エールリッヒ腹水ガン」というガンの発育が阻止されることを発見されました。

その結果から、生きた細菌ではなく死んだ細菌であっても機能を発揮すると理解されて、死んだ細菌の構成成分が健康維持にとって重要な役割を果たしているとの概念に基づいて「バイオジェニクス」を提唱されたのでした。

では、死んだ細菌の中で、どのような構成成分がバイオジェニクス作用にとって重要かということになるわけですが、じつは、LPSは、現在知られている物質の中で最も強力なバイオジェニクス作用をもっているのです。

もちろん乳酸菌も、マクロファージを活性化するバイオジェニクス作用をもっていますが、LPSのもつバイオジェニクス作用を，死んだ乳酸菌で得ようとすれば、およそ1000倍程度にあたる大量の乳酸菌を摂取しなければなりません。つまり、乳酸菌の力価はLPSの1000分の1くらいしかないのです。

さらにLPSは、一般の乳酸菌の死菌とはバイオジェニクス作用の質が異なっています。要するに乳酸菌の死菌では認められない作用があるのです。これが、LPSがきわめて優れた物質であるもう一つの大きな理由です（57ページ参照）。

こう考えるとLPSは、健康を維持する上で欠くことのできない有用な物質であると言ってよいと思われるのです。

これまで述べてきたように、私たち人類は古くから、植物に共生している細菌〈グラム陰性菌〉を、生きたものでも死んだものでも摂取してきました。〈グラム陰性菌〉の一構成成分であるLPSは、私たちにとって、いわゆる食経験が長い物質であり、いまも自然界にふんだんに存在しています。そして、LPSは強いバイオジェニクス作用によって、個体の健康維持に貢献してきた（している）と考えられます。

その役割は、まるでビタミンのようです。

広辞苑によれば、ビタミンとは「動物体の主栄養素（蛋白・脂質・糖質・無機塩類・水）のほかに、動物の栄養を保ち成長を遂げさせるに不可欠の微量の有機物の総称。動物が自分の体の中で生合成できないため、植物や細菌が合成したものを直接または間接に摂取しなければならない。……」とあります。

そして、まことに興味深いことに、よく知られたビタミンの有効量とLPSの有効量はおよそ同程度のものが多くあります。

これからみても、ＬＰＳはビタミンの一種と言ってもよいような性格があります。

ところで、厳密に言うと、ＬＰＳという名前は、いわば総称です。ちょうど、ポリフェノールと似ています。ポリフェノールという名前は総称で、その中にはさまざまな物質が含まれています。共通するのは〝フェノール性の水酸基をもった高分子化合物〟という点です。

ＬＰＳも同様で、基本的な構造は同じですが分子としてみると、細菌の種類によって異なった構造をしたＬＰＳがあると考えられます。そうすると、腸内細菌にも複数の種類の〈グラム陰性菌〉が存在しますので、異なった構造のＬＰＳが存在していることになります。

そして異なった構造のＬＰＳは、生理活性が異なっています。ですから、これら異なった生理活性をもったＬＰＳは、それぞれ異なった役割を健康の維持に果たしている可能性が十分にあります。

このあたりの研究は今後の成果を待つことになりますが、将来的には、目的に応じて最適なＬＰＳを用いて健康維持をはかる――といった、ヒト個人それぞれの健康基盤をもっと確かなものにする技術が開発される可能性は十分あると考えられます。

LPSを経口・経皮で摂取することによる健康の維持や疾患からの回復という、私たちのプロジェクトの目指す先も、まさにそういったところにあります。

見直すべき酢酸菌の存在

健康食品ブームが、相変わらず続いています。

なかでも、体に良いとされる発酵食品の人気は高く、乳酸発酵をした製品も大変な売れ行きを見せています。

確かに乳酸菌は乳酸を産生することで発酵食品に風味を加える働きをもちます。また乳酸菌は摂取する数も多いですから、バイオジェニクスとして働くことは前に述べたとおりです。しかし、数が多ければ、重要性が高いかと言えば、これまでお話ししてきたように必ずしもそうではありません。質も重要なのです。

発酵とは、微生物を使って人の役に立つ製品を製造する技術ですから、必ず微生物が関係しています。その意味では、乳酸菌以外の微生物の存在と働きにも、もっと関心が向けられてもいいかもしれません。

たとえば発酵との関連で、とても興味深い微生物が酢酸菌です。

酢酸菌は、お酢を醸造するためには必要不可欠な菌。世界の三大長寿地域の一つであるコーカサス地方で製造されるケフィアにも必須な微生物で、古来から食品製造に用いられてきています。

じつは、この酢酸菌にもLPSが存在していることを、私たちは突き止めました。なぜなら、この酢酸菌は〈グラム陰性菌〉なので、ということは酢酸菌にはLPSが含まれている可能性が高いため調査をしたのでした。お酢を飲むことが私たちの健康向上につながるという理由の一端が裏づけられたことにもなります。

ところが不思議なことに、最近私たちが酢酸菌にLPSが存在することを報告するまで、酢酸菌のLPSについての詳しい報告は存在しませんでした。

おそらく、つい最近まで、〈グラム陰性菌〉の混入は腐敗のイメージが強くあったことと、無関係ではないと考えられます。「腐敗のイメージ」と「健康食品のもと」。相反する2つの面を理解するのに戸惑いがあったのかもしれません。

しかし酢酸菌は、そんな腐敗イメージとは裏腹に、なんと、花の蜜や甘い果物の果皮に多く存在しているのです。

この理由は、酢酸菌は他の菌との存在競争に負けて、他の菌が生存しにくい糖分が高いところとか、アルコール度数が高いところとか、酸度が高いところで生きることを選んだからと推測されます。

つまり、酢酸菌は、古来から食品製造に用いられて、実際ケフィアやお酢などで食品として摂取されてきて、しかも健康の維持・増進に機能があるとされてきたわけです。

ＬＰＳの存在が明らかになったことで、酢酸菌を用いてつくられた食品は、大手を振って、その健康パワーを主張できるのではないでしょうか。

さらに食品以外にも、酢酸菌のＬＰＳは、花粉症の予防にきわめて優れた効果を示すことが基礎的な実験で証明されています。そう遠くない日に、花粉症を制圧する物質として酢酸菌が躍り出てくることも夢ではないかもしれません。

ところで、私どもが研究の拠点にしている四国は、面積は4県合わせても岩手県と同じくらいの広さしかなく、ちょうど九州の半分くらいです。ところが、１２１ページの表に示しますように、発酵生産物の種類の多さは、全国随一です。

たとえば、愛媛県の『石鎚黒茶』『麦味噌』『柿渋』、香川県の『讃岐醤油』『いかなご醤油』、徳島県の『阿波藍』『阿波晩茶』、高知県の『清酒』『碁石茶』……など。

いずれも有用な微生物を積極的に活用したもので、それぞれ地域ブランドとして地位が確立しています。

こうした〝発酵〟パワーがみなぎる土地で、研究チームは小麦発酵によるＬＰＳの抽出に成功したわけであり、なにか浅からぬ縁を感じざるを得ません。

四国にはまだ、どんな微生物が関与しているか不明な発酵産物や発酵食品が豊富に存在していますから、私たちはそれらの発掘にも力をそそぎます。これらを微生物の視点からもう一度調べなおすことによって、さらに健康の維持や増進をはかるための有力な手がかりが見つかる可能性は十分あると思います。

四国の発酵食品に見る多様性

発酵に注目

		発酵食品（味噌、醤油、造酢、酒造、漬物等）	発酵茶	魚醤	特殊造酒	特殊塩辛	米発酵	土壌改良	鰹節	藍	渋柿	他発酵製品
四国	香川	○		○	○	○	○	○				
	徳島	○	○			○			○	○		○
	愛媛	○	○	○	○			○		○	○	○
	高知	○	○		○	○			○			
四国		○	○	○	○	○	○	○	○	○	○	○
北海道		○		○		○		○		○		○
東北		○		○	○		○	○	○			○
中部		○	○	○	○			○	○		○	○
関東		○		○	○			○	○	○		○
近畿		○			○	○			○	○	○	○
中国		○				○	○				○	○
九州（沖縄を含む）		○	○		○	○			○	○		○

第6章

病と無縁になるために

―LPS効果による病気予防と改善例

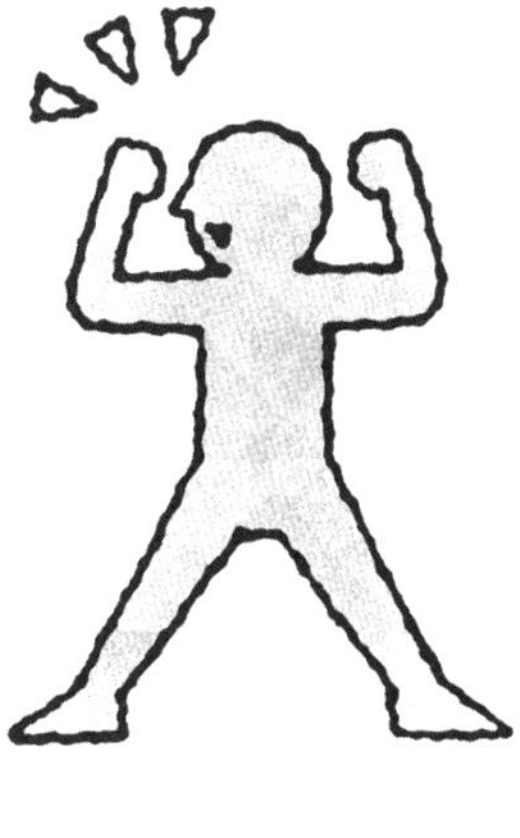

自然免疫力を高めて、生活習慣病を撃退

「生活習慣病」の発症は文字通り、生活習慣によるところが大きいわけですが、生活習慣を是正しても、いったん発症した病気は、なかなか消えてくれません。

それは、生活習慣が負の連鎖を引き起こしているからです。この負の連鎖を断ち切ってもとの健康体に戻るには、どうしたらいいでしょう。

ここで知っておかなければならないのは、多くの薬は、いま出ている症状を抑える効果しかないということです。症状を抑えることは、体の負担を軽くして体力気力を回復させることなので、薬を適切に使うことには十分意味があります。しかし、根本的に治していくのは、何よりも自分の自然治癒力、すなわち自然免疫の力です。そして、自然治癒力(免疫力)をより高めていけば、やっかいなメタボリックシンドロームなどに対しても、強い抵抗性を備えることができるのです。

以下に、生活習慣病の改善に対する、LPSを用いた自然免疫強化の効果を示していきたいと思います。

■糖尿病

厚生労働省による、平成23年の「患者調査」では、主な疾患の総患者数は、このような数字になっています。

▽「高血圧性疾患」906万7000人
▽「糖尿病」270万人
▽「高脂血症」188万6000人
▽「心疾患（高血圧性のものを除く）」161万2000人
▽「悪性新生物」152万6000人
▽「脳血管疾患」123万5000人

このなかで、糖尿病は、疾患のナンバー2で、厚生労働省の平成23年国民健康・栄養調査報告によりますと、成人の27％が糖尿病か予備群です。

糖尿病は、糖質（血糖）を調節するインスリンというホルモン（膵《すい》臓から分泌される）が不足したり、作用が不十分であったり、インスリン抵抗性が誘導されたりするために、常に血糖が高い状態になっている病気です。

初めはまったく自覚症状がありませんが、血糖が徐々に上昇してくると、全身倦怠感、頻尿・尿量増加、体重減少、口が渇くなどの症状が出現します。そして糖尿病が進むと、神経障害や、毛細血管の障害に起因する網膜症・腎症や、大きな血管に障害を引き起こして動脈硬化症も発症します。

これが、糖尿病が怖いといわれるゆえんですが、糖尿病にはその病態により2種類のタイプがあります。一つは、インスリン依存型（I型）糖尿病といわれるもので、原因は遺伝的欠陥あるいはウイルス感染や自己免疫により膵臓が破壊されてインスリンが出ないタイプ。もう一つは、インスリン非依存型（II型）糖尿病といわれるもので、インスリンは出ているけれど、生活習慣などによりインスリン受容体（インスリンからの指令を受け取る装置）の機能が低下してしまっているタイプです。

I型糖尿病の疾患モデル動物で、「NODマウス」という特殊なネズミがいます。通常の方法で飼育していても、生まれて20週目には尿中に糖が検出されるようになります。つまり、このネズミは遺伝的な欠陥があり、どうやっても糖尿病を発症してきますが、生まれてから、自然免疫を活性化する作用のあるLPSを1週間に1度ずつ皮内に注射してお

糖尿病の発症抑制

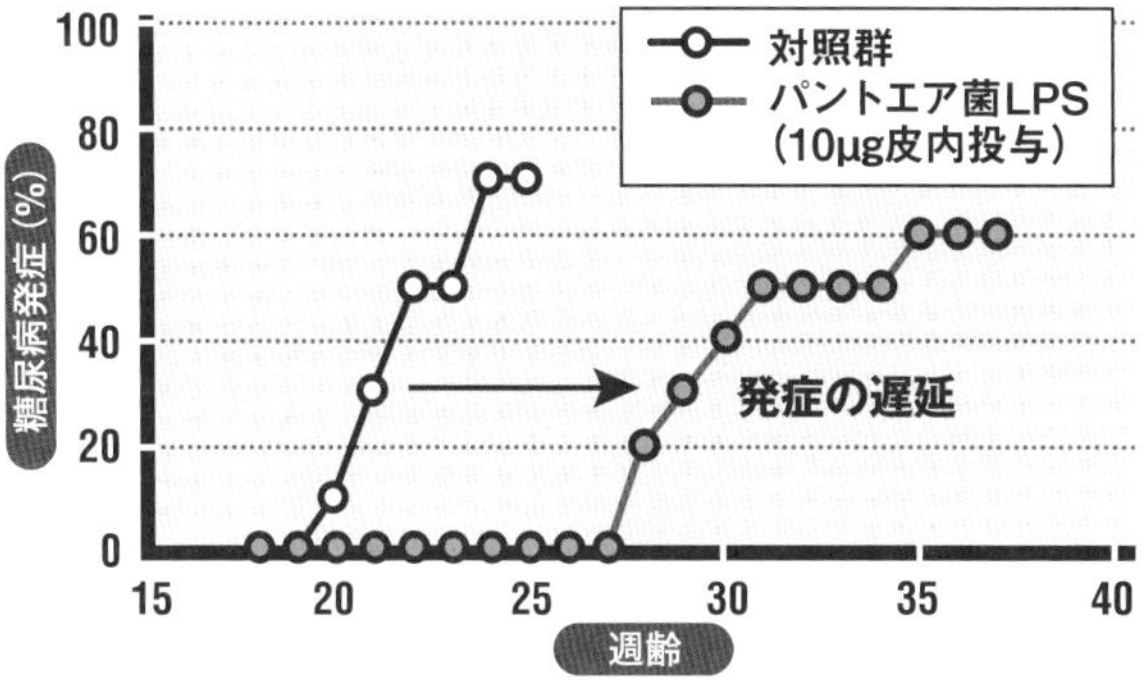

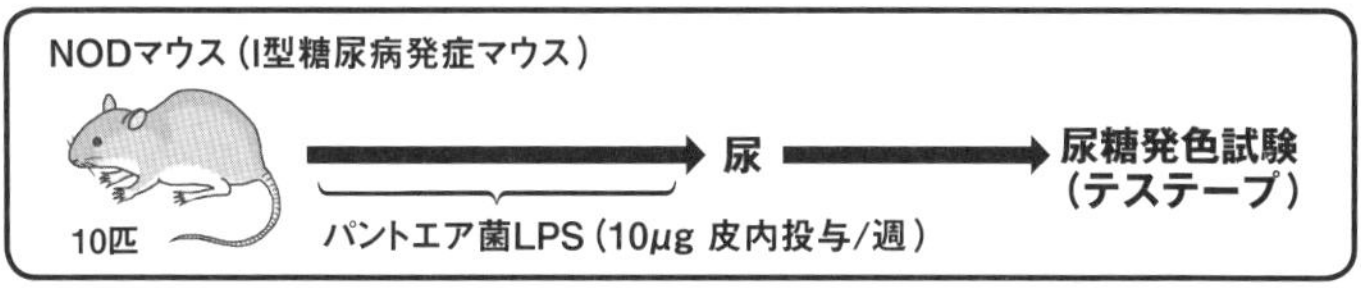

トキソプラズマ感染症に対する防除効果

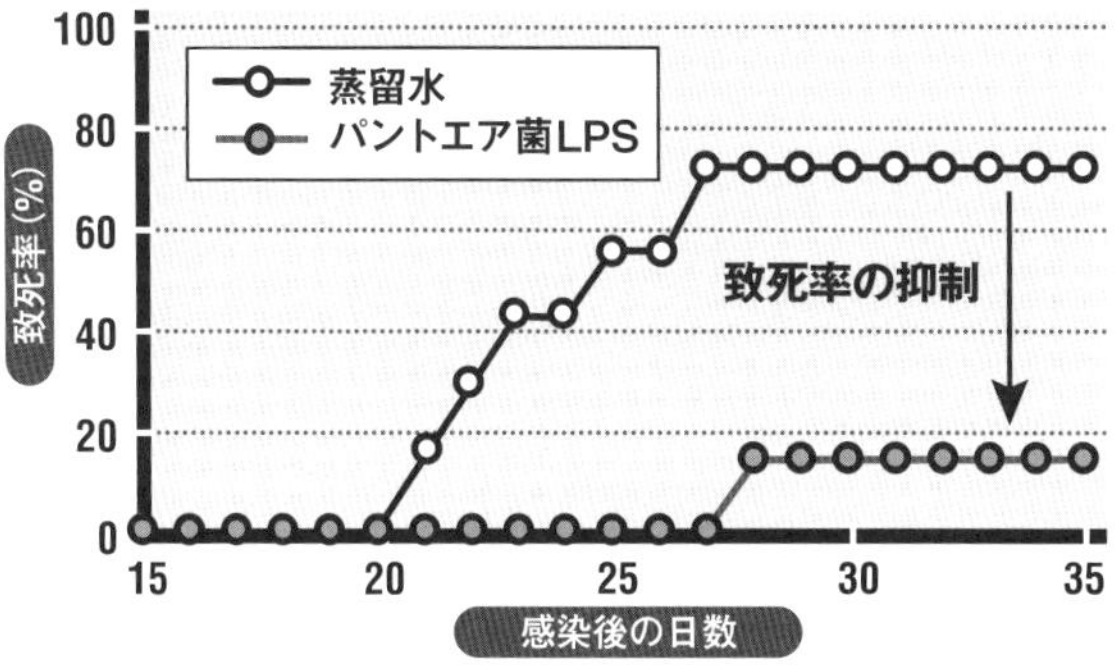

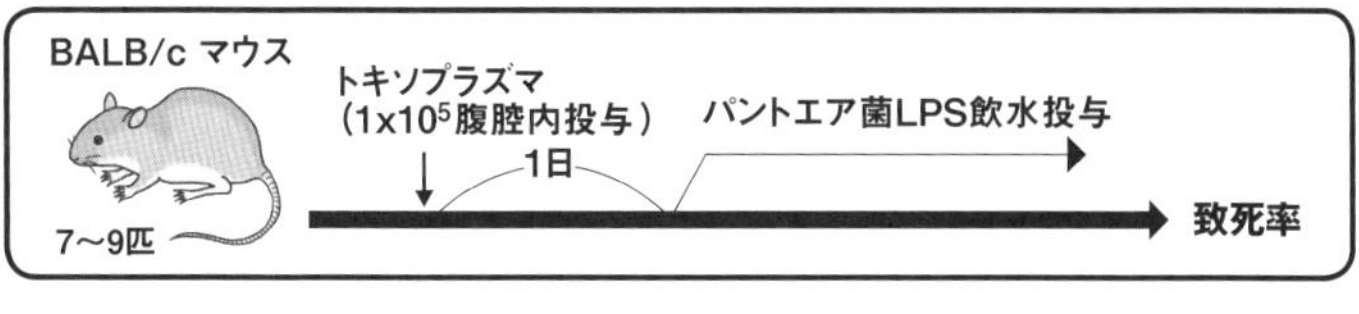

くと、尿中に糖が検出されるようになる時期が27週目まで遅れてくることがわかっています（P．127上のグラフ参照）。

また、ヒトの例で、Ⅱ型の糖尿病患者4人にＬＰＳの溶液を皮膚に塗布することで，尿糖値または血糖値の低下が認められたケースがあります。

■高脂血症

高脂血症も、疾患調査のナンバー3で、成人ではお馴染みの病気です。高脂血症は、血液中のコレステロールや中性脂肪が増加した状態です。コレステロールは、ホルモンの材料になったり、細胞膜をつくる、脂肪の吸収を助けるといった働きがあり、中性脂肪はエネルギー源として働きますが、過剰になると体に障害をもたらします。糖尿病と同様に自覚症状に乏しく、動脈硬化によって重篤な病気を引き起こすのが特徴です。

遺伝的にＬＤＬ（悪玉コレステロールとも呼ばれる）の受容体を欠損しているウサギがいて、高脂血症を自然発症する動物疾患モデルがあります。血中コレステロールの値が通常飼育でも400㎎／dl以上あります。このウサギに、自然免疫を活性化する作用のあるＬＰＳを飲水に混ぜて自由摂取させると、摂取させている期間、血中コレステロール値が下がってきます。この間、血清中のＬＤＬレベルは下がりますが、ＨＤＬ（善玉コレステロールとも呼ばれる）のレベルは変わっていません。ＬＤＬとＨＤＬの比は、動脈硬化のリスク要因と考えられますので、ＬＰＳの摂取は，動脈硬化のリスクを低減したということになります。

具体的に試験内容を見てみると、ＬＰＳを１μg／ml含有する水を自由に摂取させた場合に、６週間の摂取期間中に血中総コレステロール値が約２００mg／dl下がり、投与をやめると５週間は持続していましたが、その後徐々に上昇することが示されました。また、対照的にＬＰＳ含有なしの水を飲んでいたウサギは、その間コレステロールは高値を持続していましたが、ＬＰＳの投与を開始したところ同様に２週間で約２００mg／dlの低下が認められました。

以上、血中総コレステロール値の低下とＬＰＳ摂取との間に強い相関が示されました。マクロファージは、ＬＤＬを貪食することが知られており、ここで見られる血中コレステロール値の低下は、マクロファージ活性化によりＬＤＬに対する貪食作用の亢進に基づく可能性があります。

■中性脂肪の蓄積

中性脂肪は、脂肪酸とグリセリンが結びついて中性を示すので「中性脂肪」と言います。中性脂肪は、砂糖などの糖質、炭水化物、動物性脂肪などが主な原料で、肝臓でつくられます。これらを多く取りすぎると、皮下脂肪の主成分として蓄積されるのです。

人間の体が活動するとき、第一のエネルギー源となるのはブドウ糖ですが、不足してくると、貯蔵されていた脂肪が分解されて再び血液中に放出され、エネルギーとして使われます。

中性脂肪が余分になり、血液中に増加してくると、動脈硬化を進める一因になります。そのため、中性脂肪の測定値は、メタボリックシンドロームの診断基準に取り入れられるようになりました。中性脂肪の基準値は30～149mg／dlです。

中性脂肪値は食後30分ぐらいから上昇し始め、4～6時間後に最も高くなります。測定する時間によっても変動が大きいため、検査は早朝空腹時に行ないます。

さて、LPSの摂取は、中性脂肪を下げる作用があることを示唆する結果も得られています。20歳以上65歳未満の男女20名を対象に、LPSを配合したドリンクを1日1回30日間試飲するオープン試験（被験者が有効成分が入っていることを知らされている試験）を行いました。

それによれば、試飲前と後での慢性自覚症状に関する比較では、「倦怠感・疲労感、肩こり、目の疲れ、便秘」などが顕著に低下する結果が得られました。

一方、血液検査（AST、ALT、γGTP、クレアチニン、CRP、中性脂肪、LDLコレステロール、HDLコレステロール、空腹時血糖値、白血球数、赤血球数、血色素量、ヘマトクリット値、血小板数）において、すべての項目で悪化方向への変化はなく、中性脂肪の値が試験開始前と比較して、これまた低下を示しました。

マクロファージの機能低下が病の引き金

そもそも免疫は「疫病（＝伝染病＝感染症）から免れる」ということです。感染症に対する私たち人間側の武器は何と言っても免疫です。感染症をはじめとする病に立ち向かうには、まず自然免疫（司令塔はマクロファージ）をパワフルに活発化することから。自然免疫は加齢やストレスで機能が低下してしまうものですが、どれだけその低下を食い止めることができるかが、病を寄せつけない大事なポイントです。その低下を抑え自然免疫の活性化を担う〝助っ人〟こそがLPSだという例を、以下に挙げていきます。

■肺炎

細菌やウイルスやカビが体内に感染することで起こる病気が感染症。その細菌やウイルスやカビを殺すのが抗生物質。抗生物質は厳密には「微生物が産生し、ほかの微生物など生体細胞の増殖や機能を阻害する物質の総称」ですが、現在では合成したものもその範疇に含めます。

この抗生物質の発見と開発により、感染症による死亡は、それ以前に比較すれば激減したと言えます。ただ、抗生物質を使うとその耐性菌が生まれ、その耐性菌に対する抗生物質を開発すると、さらにその抗生物質に対する耐性菌が生まれ、と未だに感染微生物との闘いは続いています。

と同時に、いかに良い抗生物質が開発されても、免疫力が弱い高齢者や子どもは、打ち勝てない場合も多いのです。

厚生労働省の平成23年人口動態統計によれば、平成23年の死亡数を死因順位別にみると、第1位：悪性新生物（35万7185人）、第2位：心疾患（19万4761人）、第3位：肺炎（12万4652人）、第4位：脳血管疾患（12万3784人）となっており、感染症である肺炎での死亡率が第3位なのです。

しかし、LPSの力を借りて自然免疫を活性化することができれば、高齢者の感染死は減らすことができるはずです。

たとえば、ネズミにトキソプラズマを10の5乗個（10万個）ほど腹腔内に注射すると、20日目ぐらいでネズミが死に始め、最終的に死亡率は80％に達します。

けれども、感染させて1日後から、自然免疫を活性化する作用のあるLPSを、20ng／ml濃度になるように飲水に混ぜて自由摂取させると、死亡率は18％程度にとどまります（P．127下のグラフ参照）。

LPS摂取による感染症に対する抵抗性は、魚の養殖やエビの試験でも確認されています。魚は哺乳動物ほど獲得免疫が発達しておらず、エビにいたっては獲得免疫がなく自然免疫のみ。ですから、これらの動物での試験結果は、自然免疫を高めれば、感染への抵抗性が高められる、ということを表しています（第9章参照）。

■胃潰瘍

胃潰瘍や十二指腸潰瘍は、胃液中の「塩酸」や「ペプシン」により胃を保護している粘膜が消化される現代社会の代表的な病気の一つです。

食べ物を消化してくれる胃液は強い成分で胃粘膜を溶かすほどの力があるので、胃粘膜は消化されないように粘液を出しています。胃潰瘍は、その胃液と胃を保護する粘膜とのバランスが崩れたときに起こります。以前は、男性に多い病気でしたが、更年期の50代の女性にも多く見られ、若い人の発症率も高くなってきました。

さて、皆さんもご存じのように、胃潰瘍は痛み止めの薬を飲んだり、ストレスを受けたりすると発症します。このことは人間だけでなく、ネズミでも同様です。たとえばネズミにインドメタシンという痛み止めを皮下注射したり、水に漬けるといったストレスを与え、その後解剖すると、例外なく胃潰瘍が発症しています。痛み止めは胃粘膜を荒らし、ストレスは胃液を増加させることで潰瘍を誘導するのです。

しかし、このとき、自然治癒能力が高ければ、潰瘍の程度は軽減します。

インドメタシン投与や水に漬けるストレスを与える前に、3～5日間、自然免疫を活性化するLPSを飲水に混ぜて自由摂取させておくと、解剖後に見られる潰瘍の程度はずいぶん軽くなったという試験結果があるのです。

試験の詳細は次のとおりです。

マウス（7週齢、オス）に、LPSを10μg／mℓもしくは1μg／ml含む飲料水を3～5日間、自由に摂取させた後、24時間絶食。その絶食後、インドメタシン1・5mgの懸濁液を皮下投与、または、水に漬けてストレスを与え、7時間後に胃の潰瘍部の長さを測定しました。その結果、経口摂取では、インドメタシンの場合でも水浸ストレスの場合でも、潰瘍の発症を40～50％抑制することが示されました。また、インドメタシン投与1時間前に、LPSを1μg静脈内投与した場合、90％程度の抑制効果を示す例も認められました。

■骨粗しょう症

高齢者が健康的に生き生きと生活ができる社会づくりは、超高齢化社会を迎える日本において重要な課題となっていますが、高齢化に伴って現れる疾病の一つに骨粗しょう症があります。骨量・骨密度が減少して骨折しやすくなった状態が骨粗しょう症です。

とくに女性は、閉経後の女性ホルモンの急激な低下によって、骨粗しょう症のリスクが高くなることも知られており、日本における骨粗しょう症患者は、1000万人に達すると言われています。

骨粗しょう症は、骨折を招くことで寝たきり状態や認知症への引き金になります。したがって、骨粗しょう症の予防は、高齢者が健康に生活するため、ひいては医療費削減のためにも、重要性の高い課題といえます。

骨は、体を支え、カルシウムの貯蔵庫として働いています。骨は硬く、一度発育したら変化がないように見えますが、じつは絶えず古い場所が壊され、新しくつくられています（骨サイクル）。この骨サイクルのバランスが崩れたときに骨粗しょう症は起こります。

さて、LPSは骨代謝を促進することが知られています。

骨は破骨細胞により吸収され、骨芽細胞によって再生されますが、破骨細胞の欠損がある（＝マクロファージが正常に働かない）マウスでは、骨吸収が阻害され、大理石病という病気が起こることが知られています。すなわち、正常な骨の代謝に関しても、マクロファージは必須だということがわかります。

私たちは、LPSが、破骨細胞の骨吸収活性を促進すると同時に、骨形成も促進し、骨の新陳代謝を高めることを明らかにしています。

骨の代謝に重要なホルモンとして、カルシトニンとパラサイロイドホルモン（ＰＴＨ）という２つのホルモンがあります。カルシトニンは、血液中のカルシウム濃度が高くなると分泌が高まり、骨からカルシウムが溶け出すのを抑えるように働きます。ＰＴＨは、血液中のカルシウム濃度が低下すると分泌が高まり、骨に含まれているカルシウムを取り出し、腸からのカルシウムの吸収を促進することによって、血液中のカルシウムを増やす働きをしています。私たちは、ニワトリの雛の頭頂骨において、ＬＰＳがＰＴＨと同様に、カルシウムの遊離を高めることを発見。しかしその一方で、ＬＰＳは単に骨を溶かしてカルシウムを遊離させているだけではなく、頭頂骨、大腿骨自体のカルシウムとリン含量はＰＴＨで処理したときと異なり、ほとんど変化がないことを突き止めました。

また、骨とよく似た性格をもつものとして、卵の殻があります。ニワトリの卵殻は、骨に蓄積されたカルシウムが、エストロゲンにより制御、代謝される結果を反映することが知られているのです。

人間の骨と同様、高齢のニワトリでは卵殻の強度が低下しますが、ニワトリの餌にＬＰＳを混ぜて与えると、卵殻強度がぐんと上がることがわかっています（第９章参照）。

たとえば次のような試験・調査の結果からも、それらのことが読み取れます。

422日齢の老いたニワトリに、飲水にLPSを混ぜて投与。1グループ6羽ずつ、3つのグループに分け、1日に60μg飲ませる群、6μg飲ませる群、全く飲ませない群としました。14日間のLPS投与期間を含め30日間で集計したところ、4kg以上の強度があったものは、無投与群で12%のところ、6μg飲ませた群では26%、60μg飲ませた群では32%にのぼり、とくに1日に60μg飲ませた群は、全く飲ませなかった群と比較して、卵殻強度がかなり高いという数字が示されました。

そこで、LPSのヒトの骨粗しょう症予防への有効性について、LPSを配合した食品を使って調べてみました。ここで使用した食品は、粉末豆乳（女性ホルモンであるエストロゲンのような作用をもつイソフラボンを含むため，骨に良いとされている）に、カルシウムを添加したもので、水または湯に溶かして飲めるタイプのものです。この食品と、この食品にLPSを配合したもの（試験品）の2種類を準備し、40歳以上の女性を対象として、ダブルブラインド（被験者も医師もどちらが試験品かわからない状態）で3ヵ月間、1日1包を摂取してもらいました。

摂取前、摂取後（3ヶ月後）、摂取終了の約2ヵ月後（追跡調査）に、骨密度、骨代謝マーカー等を評価しました。

集計の結果、骨密度に関して、3ヵ月後、さらにその2ヵ月後ともに、LPSを溶かし入れた試験品グループのほうが、LPSなしのものを摂取したグループより減少率が低くなっていました。骨密度は20歳をピークに加齢とともに減少していく一方ですが、この結果から、LPSを摂取することにより、骨の減少をより抑制することができる、つまり骨密度を高い状態に保つことができて、ひいては骨粗しょう症予防につながることがわかりました。

■ガン

LPSによる自然免疫活性化のメカニズムが明らかになったいま、LPSは、投与ルート、および投与方法を検討することにより、ガンを含む難治疾患の治療薬となる可能性が大いにあります。

ネズミを使った私たちの研究では、繊維肉腫、肝ガン、ルイス肺ガンに対して、400

μg／kg／日で、ＬＰＳを単独で皮内に投与することで、すべての腫瘍に縮小効果が見られました。またサイクロフォスファミド（ＣＹ／アルキル化剤に分類される抗ガン剤の一種）との併用では、すべての腫瘍に完全退縮が見られています。

さらに、ヒトにおいては、倫理委員会の承認の上で、10人のガン患者に対して、毒性がない投与量（０・４～１８００ng／kg）で、ＣＹと併用で１週間に２回、ＬＰＳを皮内投与する試験を行っています。試験は、帝京大学生物工学研究センター・竹内正七教授、後藤重則講師（当時）を中心に実施されました。

まず副作用としては、投与時に一過性の発熱と倦怠感が見られたほかは、肝臓毒性、腎臓毒性、血圧低下、呼吸困難などの症状は皆無でした。４ヵ月後に評価したガンに対する効果は、ＬＰＳを６００ng／kgまたは１８００ng／kgで投与した４人において、ガンマーカーの低下とともに、ガンのサイズの縮小が見られました。これらの結果は、ＬＰＳのガン治療への応用の可能性を示唆するものです。

■食中毒（サルモネラ菌）

ＬＰＳは「トルライク・レセプター（ＴＬＲ）４」を経由して、マクロファージ細胞の応答を誘導していると、前にお話ししました。

「TLR4」の働かないマウスのお腹に、ネズミチフス菌1000個から1500個を注射すると、正常マウスでは全く死亡することがないのに、全匹すべて死んでしまうという医学報告があります。つまりサルモネラ菌感染死を予防するには「TLR4」を経由する細胞の応答が必須であることになります。したがって、私たちの体の中でも、LPSはサルモネラ菌の感染を防ぐ上で大事な役割を果たしていると考えられます。

サルモネラ菌は、ニワトリなどではもともともっている場合もあります。ですから、時に、生卵やニワトリの刺身などを食べるとサルモネラ菌の食中毒にかかります。サルモネラ菌の中には、わずか100個が腸管内に入ることで食中毒を引き起こす亜種も存在しているほか、ヒトに感染するチフス菌などもサルモネラ属に含まれています。

細菌性の食中毒が減ってきているとはいえ、まだサルモネラ菌は注意が必要な菌であることに変わりはありません。

サルモネラ菌が食中毒を起こさせる方法は、感染侵入型というやり方。腸管の上皮細胞や、悪いことにマクロファージの中にも潜り込み、マクロファージの中で増殖することができるという、したたかな戦略を身につけています。

ですから、サルモネラ菌の食中毒を防ぐには、生きたサルモネラ菌を食べないようにすることはいちばんですが、万が一食べてしまった場合でも、サルモネラ菌が腸管の上皮細胞に潜り込まない前に、〝水際作戦〟で一刻も早く腸管内でせん滅してしまわなければなりません。

腸管内には腸内細菌がたくさんいますが、腸内細菌の環境が正常であれば、おそらくサルモネラ菌が腸管上皮細胞に潜り込む前に、抗菌ペプチドなどの作用で殺されていると思われます。しかし、ストレスが加わって体調が不良であったり、腸内細菌が十分に機能できないような状態、たとえば抗生物質を飲んでいるときなどに、不幸にしてサルモネラ菌が侵入すると、食中毒が発生しかねません。

そのような偶発的なサルモネラ菌の侵入を防ぐ意味でも、ＬＰＳを摂取しておくことは重要な意味があるということになります。

院内感染症で問題になっている細菌にバンコマイシン耐性腸球菌があります。抗生物質を飲むと腸内にいる細菌が減るために、腸内細菌からのＬＰＳ供給が低下します。そうしますと、小腸にいる抗菌ペプチドを産生しているパネート細胞から抗菌ペプチドが産生されなくなります。日常的にはこの抗菌ペプチドはバンコマイシン耐性腸球菌を抑制していますので、抗生物質は結果的にＬＰＳを不足させ、自然免疫力を低下させて、院内感染症を引き起こしていたといえます。

■老化

テロメアという言葉をご存じでしょうか。テロメアは染色体（遺伝子）の端の部分を言います。

染色体は、細胞分裂のたびに分裂して、同じだけ遺伝子をもつことになりますが、実際には少しだけ染色体の端が短くなるのです。分裂していくと、だんだん染色体が短くなってきて、ついに分裂できなくなる、それで細胞の分裂の回数は決まっていると考える人もいます。

実際に年をとるにつれ、テロメアはだんだん短くなってきます。ところが、生殖細胞はテロメアを長くする酵素、テロメラーゼというものをもっています。だから赤ちゃんは、ちゃんと長いテロメアをもって生まれてきます。大人の乳腺細胞の核からつくられたクローン羊のドリーは早死にしましたが、テロメアは短かったことがわかっています。

ところで、マクロファージのテロメアが短いと、活性酸素（酸化ストレス）によってダメージを受けやすくなるということが、先ごろ報告されました。一方、LPSがマクロファージのテロメラーゼ活性を高めることが知られています。つなげて考えてみますと、私のような年寄りの体のマクロファージは活性酸素にやられやすいのですが、LPSを摂取することで、酸化ストレスにも強くなり、テロメアのダメージも抑えられ、マクロファージが若返って老化の進みが鈍くなる可能性もあるということです。

第7章

LPSは働き者。鎮痛・抗菌・副作用予防

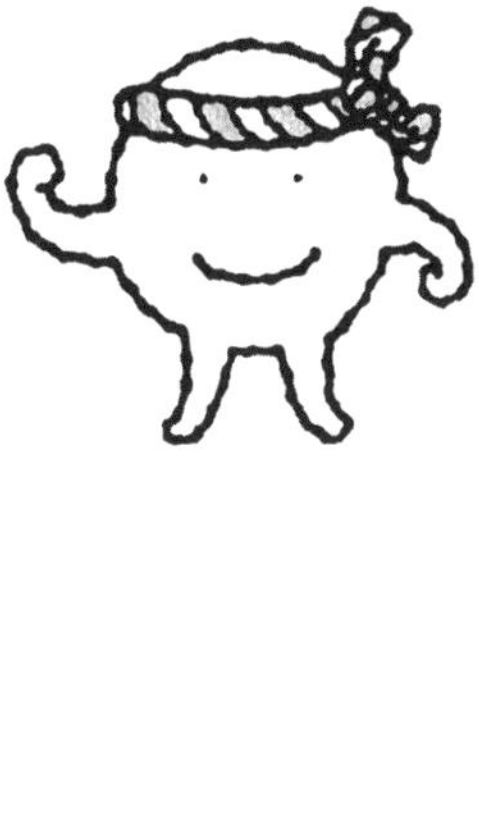

痛みの緩和や解消に効果大

痛みが生活に及ぼす影響は計り知れません。高齢化に伴って足腰は弱まりますが、関節や腰の痛みさえなければ、もっと活発に明るく日常生活をエンジョイできるという方は多いはずです。

若い人でもストレスから来る頭痛、糖尿病による疼痛などなど。麻酔や鎮痛剤を使い続ける以外に「痛み」を和らげる方法はないものでしょうか。

LPSは、神経細胞に対する直接作用は知られていません。しかし、LPSの経口投与は、脳内麻薬とも言われるβエンドルフィンを誘導し、痛みを和らげる作用があります。言い換えれば、ヒトが痛みを感じる際に、LPSはそれを感じさせないようβエンドルフィンの放出を促す働きをしていると考えられます。

ここでは、痛みの予防や低減に関するLPSの研究成果をいくつかご紹介します。

■糖尿病疼痛の緩和

糖尿病では、合併症である神経障害に伴って慢性疼痛が起こります。

以下の試験は糖尿病マウスにおける疼痛を調べたものです。

ある種のマウスに、ストレプトゾトシンという糖に似た構造の薬を注射すると、膵《すい》臓に炎症が起こり、I型糖尿病を発症します。

糖尿病を発症したマウスは、痛みに敏感になります。痛みに対する敏感性の評価方法として、ネズミの尾をピンセットなどで挟んだ際に尾を振り回したり舐めたりし始めるまでのタイムラグがどのぐらいか、を測る方法があります。これをテイルピッチ法と言います。

さて、糖尿病を発症させたマウスは、テイルピッチ法での時間が2秒以下。しかし同じように糖尿病を発症させたネズミで、LPSを1週間に1度ずつ皮下注射していたものの時間は4秒でした。時間の差が、痛みの強さを感じる差です。後者のほうが症状が軽いことがわかります。LPSの効果が出ていると言えます。

■帯状疱疹後の神経痛の消失

帯状疱疹は、水ぼうそうの原因でもあるヘルペスウイルスによって起こる病気です。水ぼうそうは多くの人が子どもの頃にかかり、発症後1週間程度で治りますが、ウイルスは、体の神経節（神経の細胞が集まった部分）に隠れており、免疫力が低下すると神経節から出て活動を再開し、皮膚に帯状の水ぶくれをつくります。この帯状の症状から「帯状疱疹」といわれます。HIVやガンなどがあると免疫が低下するので、帯状疱疹が発生しやすくなります。

LPSの鎮痛効果は、帯状疱疹後の神経痛に対しても有効でした。

急性および慢性のヘルペス症患者10人に、LPSを溶かした液を、1日に3ないし5回の回数で、1回あたり1〜2mlの量を口の中に保持してもらい、さらに患部への塗布も行なってもらいました。

その結果、10人中9人で2〜5日後に痛みが消失する効果が認められました。

ヘルペスの痛みの緩和については、上記の臨床試験とは別に、急性ヘルペスについても報告があります。

この試験は、東京大学医科学研究所・島田馨教授（当時）のご協力のもと行なわれました。エイズ、あるいは全身性エリテマトーデス（皮膚や臓器などに炎症の症状が現れる自己免疫疾患）を背景にもつ患者10人に対し、LPS（1μg／mlのグリセリン溶液）を1日5〜6回、患部に塗布してもらいました。すると、10人中7人で、LPS塗布後、24時間以内に痛みが緩和するという結果でした。

ヘルペスに対する薬剤としては、現在「アシクロビル」という薬がよく効くということで知られていますが、LPSはアシクロビル耐性患者にも有効であり、副作用がないことで利用価値はきわめて高いと考えられます。

■胆嚢摘出手術における痛みの低減

腹腔鏡下での胆嚢摘出手術において、LPSの鎮痛作用の効果を、帝京大学溝口病院麻酔科・大村昭人教授（当時）のご協力を得て確認しました。

麻酔を施行して、30μgのLPS溶液を、手術前に手術を受ける人の口腔内に保持させておき、手術直前に溶液をスポイトで回収。また、手術終了後の就寝前と翌朝に、LPSを10μgずつ経口投与しました。

翌朝のＬＰＳ投与１時間後に、痛みと睡眠の状況を問診して５段階で評価し、手術後の痛み止めの使用回数も調査しました。

ほかにも胆嚢摘出手術を受ける人の協力を得て、ＬＰＳ溶液を与えた場合と、そうでない場合に分けて、調査を繰り返しました。その結果、ＬＰＳなしのグループに比べて、ＬＰＳ投与グループは、疼痛が軽減される傾向が示され、ＬＰＳの鎮痛効果がヒトにも有効であることがわかりました。

手術前と手術後に採取した血液から、βエンドルフィンの量を調べたところ、ＬＰＳ投与グループで、より強く誘導されていることが示されました。

■モルヒネ、コカイン中毒の改善

モルヒネをはじめとする麻薬系薬剤は、鎮痛剤として広く臨床で用いられています。しかしこれらは薬剤依存症となることが大きな課題です。

お話ししたように、ＬＰＳはβエンドルフィンによる鎮痛作用を誘導することから、モルヒネ依存の解除に使用できる可能性があります。

そこでモルヒネ依存状態にしたマウスにＬＰＳを投与することで、禁断症状の指標である跳躍回数が減るかどうかを調べました。

マウスの皮下に塩酸モルヒネを浸み込ませたペレットを移植しておき、50時間後にモルヒネの作用を打ち消すナロキソンを腹腔内投与します。すると、マウスは禁断症状のため、しきりに跳躍します。

しかし、ナロキソン投与の2時間前に、ＬＰＳを静脈投与または皮内投与すると、跳躍回数は格段に抑制されることがわかりました。

すなわち、ＬＰＳはモルヒネの禁断症状を抑制できることが示されたのです。この作用はコカインについても同様でした。

開腹手術後、感染症にかかりやすいのはなぜ？

動物は精神的あるいは肉体的ストレスを受けると、病気になりやすくなります。これはストレスが免疫に影響を与えるからです。

病院で悪いところを取り除いたり処置したりするための手術を受けるという行為も、じつは体全体としてかなりのストレスとなっており、手術後は免疫力が落ちています。体を治すためでありながら、メスで体が開かれるということは、免疫の機能を揺るがすものでもあります。

以前、ある有名な男性俳優さんがガンに罹り、切除手術を受けることになりました。その手術自体は無事成功。テレビのワイドショーや芸能新聞が、連日のように、その順調な回復ぶりを伝えていましたが、しばらくして、その方が死去したというニュースが流れて、人々がたいそう驚いたことがありました。このケースも、おそらく開腹手術による免疫力の著しい低下が一因と思われます。

たとえば、マウスに麻酔下で開腹手術を行い、その後、黄色ブドウ球菌を腹腔内に注射して感染させると、開腹手術を受けていないマウスでは、なんら生存に影響がありませんが、開腹手術を受けたマウスは、60%が死亡します。

このとき、自然免疫の中心的細胞であるマクロファージの活力を、どのぐらい異物応答性があるかどうかという観点で調べると、著しく低下していることがわかりました。すなわち、ストレスはそれほどマクロファージの機能を低下させているのです。

■手術時、オペストレスの予防

では、開復手術というストレスを受ける前に、マクロファージを活性化しておくと、マクロファージの機能低下が抑えられ、感染による生存率も上がるでしょうか。

私たちはこれを調べるために、手術前に「ピシバニール」という細菌製剤をマウスに静脈投与してみました。この製剤は、マクロファージ活性化の効果について、経口LPSとほぼ同等の効果をもつものです。

その結果、「ピシバニール」を投与すると、手術後のマクロファージの機能は低下せずに維持されることが示されました。同時に、「ピシバニール」でマクロファージの機能を維持しておくと、手術を行なったマウスでも黄色ブドウ球菌投与に対する生存率にも回復が見られました（P.154のグラフ参照）。

このことは、手術ストレスの前に、あるいは予防的に、マクロファージを活性化しておくことで、ストレスに対する抵抗性が上がることを示しています。そして、「ピシバニール」の効果は、そのままLPSにも当てはまりますから、今後は経口投与のLPSで，より簡単にヒトへの適用が可能になります。

ストレスとマクロファージ機能低下と感染

■マクロファージ活性

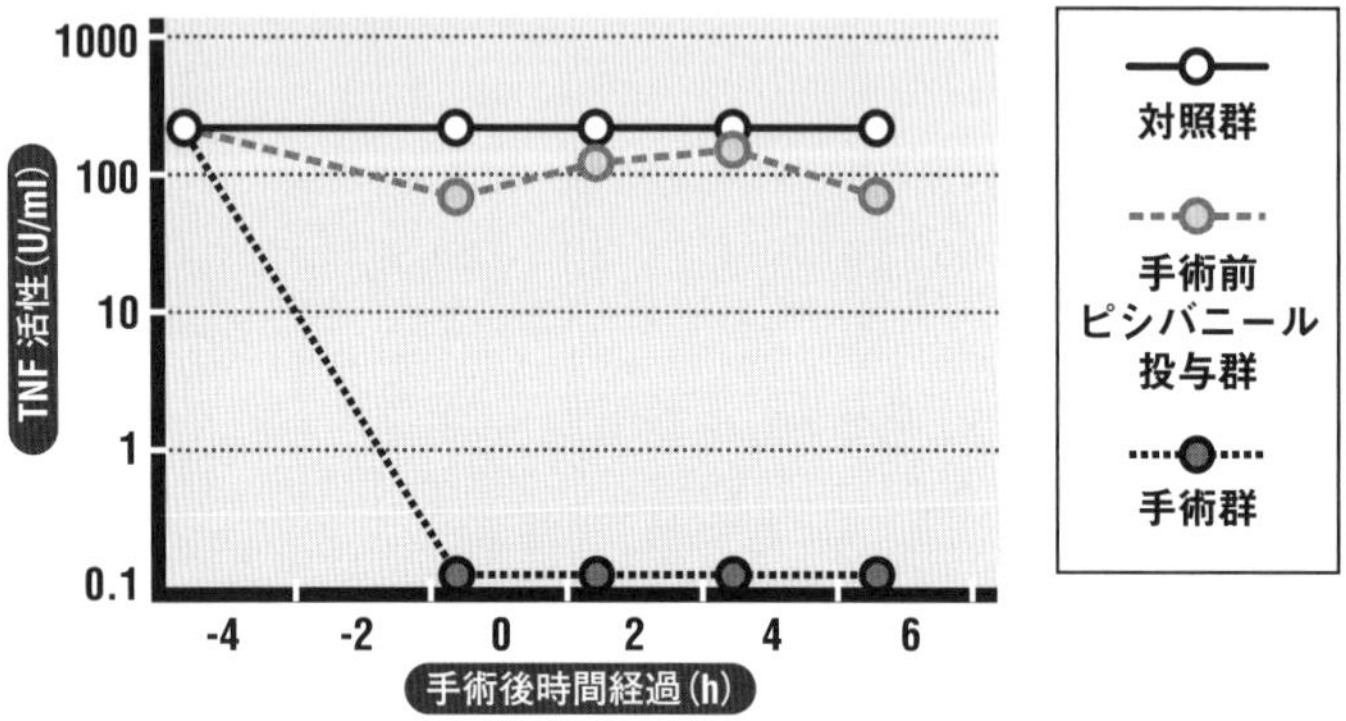

■感染後生存率

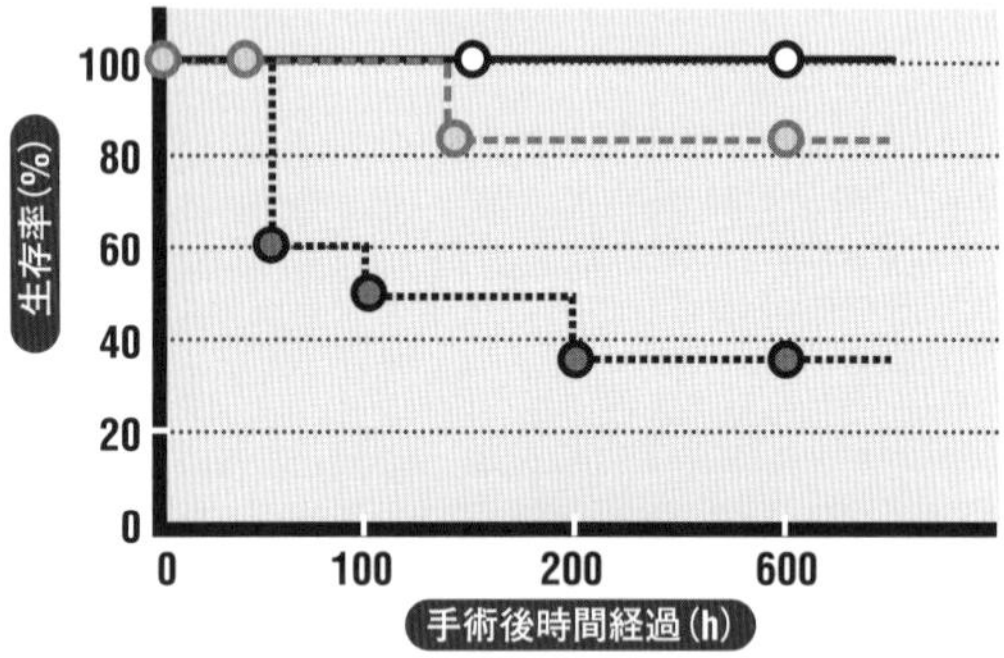

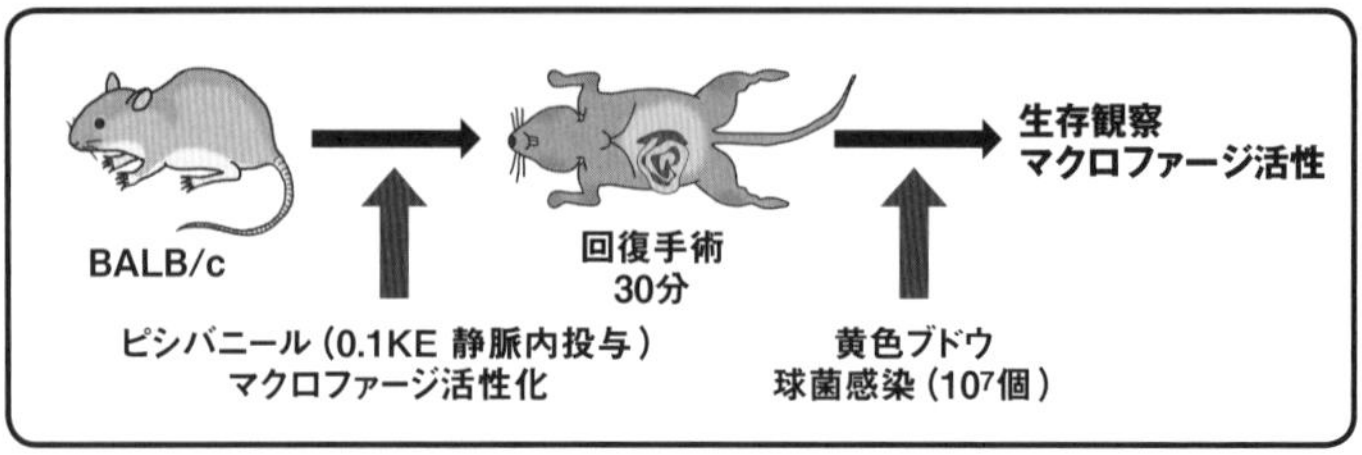

■ガン転移の抑止

同様の結果は、感染をガン転移に置き換えても得られます。マウスに麻酔下で開腹手術を行い、その後、ガン細胞を静脈投与します。体内に入ったガン細胞は、あちこちに転移する可能性があります。肺への転移で見てみますと、開腹手術を受けていないマウスでは、転移病巣はほとんどありませんが、開腹手術を受けたマウスでは、肺転移病巣の数が多いことがわかります。

一方、回復手術の前に、「ピシバニール」でマクロファージの機能を維持しておくと、ガンの肺転移病巣数は減ります。

さらに興味深いこととして、「ピシバニール」の投与を手術直前ではなく、3時間前にすると、肺転移病巣数がさらに減るのです。

すなわちこの場合、マクロファージの活性化には、ある程度時間がかかるということ。投与のタイミングを調節することで、より高いストレス抵抗性が生まれるということになります。同様の効果が期待できるLPSの経口投与においても、この点は留意したいところです。

頼もしい！　ＬＰＳの副作用予防

医薬品で最も成功したものは、間違いなくペニシリンの発見に始まる抗生物質の発見・発明です。このことにより人類は長らく死亡原因のトップであった感染症の恐怖から抜け出すことができたのですから。

しかしながら、感染症の恐怖から抜け出して寿命を延ばした人類に、次に壁として立ちはだかったのがガンです。ガンは単独の死因としては依然として死亡原因のトップであり、いまだに多くの大学研究者や製薬会社では多数の制ガン剤を発明しています。

一方で、これらの医薬品は副作用をもっています。なかでも、治療効果の阻害となる副作用は免疫抑制です。免疫、とくに自然免疫は自然治癒力の源でありますから、抗生物質や制ガン剤のこの副作用を予防することができれば、自然治癒力が維持されるので、これらの医薬品の効果は高まることが期待されます。

LPSが、制ガン剤の副作用を抑制する

多くの制ガン剤は、分裂細胞を標的として殺細胞効果を誘導することでガンをやっつける効果を現します。しかし、ガン細胞を上回る分裂速度を持つ細胞は多くあり、そのため腸管上皮細胞や骨髄細胞などの正常細胞がダメージを負います。

免疫細胞もそのダメージを受けるため、自然治癒力が低下してしまい、そのために制ガン剤の治療効果を大きく損ねています。

さて、驚くことに、ＬＰＳの経口投与にその制ガン剤の免疫抑制の副作用効果を抑制する効果があるのです。

以下に、私たちのチームで行なわれた研究を紹介します。

マウスにメラノーマ（悪性黒色腫）を腹腔内に移植すると、すべて死亡してしまいます。このマウスにドキソルビシンという制ガン剤を投与すると、延命効果が見られるものの、やはり全匹が死亡してしまいました。

このマウスにＬＰＳを毎日経口投与したところ、著しい延命効果が見られました。この効果についてメカニズムを解析してみると、マクロファージにドキソルビシンを添加する

ことによって細胞死が起こりますが、LPSが存在すると、それが回避されました。すなわち、LPSは制ガン剤の免疫細胞への障害を抑制することで、宿主の自然治癒力を高めて、制ガン剤の効果を高めると考えられます。

■LPSが、院内感染症を予防する

米国で起きた院内感染症として、メシチリン耐性黄色ブドウ球菌（MRSA）やバンコマイシン耐性腸球菌（VRE）の問題は、社会問題として日本のマスコミにも大きく取り上げられています。米国の2007年の報告では米国のMRSAの発症者数は10万人あたり32人、死亡者数は1万9000人にのぼり、なんとHIVによる死亡者数よりも多くの方が亡くなっているのです。

また、このような状況で、MRSAに有効なバンコマイシンにも耐性をもつ腸球菌（VRE）が出現しつつあり、早急に医療施設からの薬剤耐性菌の出現を抑制するための対策が求められています。日本も他人事ではありません。

MRSAやVREは健常人では発症せず、抗生物質を投与すると発症してくるのは、いかがしたことか……。そのメカニズムの、有力な説明の一つとして次のようなことが挙げられています。

抗生物質を投与すると、少なからず、体内の腸内細菌もダメージを受けます。ところで、日常的には、常在性の腸内細菌に由来するＬＰＳの刺激により、抗菌作用をもつディフェンシンという抗菌ペプチド群が、小腸のパネート細胞というところから分泌されて悪い菌の増殖を抑制しています。しかし、抗生物質の投与によって腸内細菌が減少すると、パネート細胞に対するＬＰＳの刺激が低下し、結果として抗菌ペプチド群も減少し、それまで増殖が抑制されていたＭＲＳＡやＶＲＥが増殖してきてしまうのです。このとき、抗生物質の投与と同時に、経口でＬＰＳを投与すると、ディフェンシンが産生されて耐性菌の繁殖は抑制されます。

このことから、抗生物質を投与する必要がある際に、経口ＬＰＳを併用することで、院内感染症の予防効果が期待できるのでは、という考えが出てきました。院内感染症のストップのために、ＬＰＳの摂取が検討されているところです。

■ＬＰＳが、抗生物質の副作用を抑制する

重度の火傷や大ケガをすると、腸管のバリア機能が低下して、腸内細菌が腸管から体内

に侵入します。これを「細菌転出」と呼びます。通常、少し転出した程度の細菌は腸管膜リンパ節というところで捕らわれ、自然免疫で殺されますが、火傷や大ケガでストレスを受けると免疫力も低下するので、腸管から転出した細菌による感染にも注意しなければなりません。

ところで、重度の火傷や大ケガの場合、外からの細菌感染を防ぐために抗生物質を投与します。抗生物質は、腸内細菌をも殺すので、腸内から転出する細菌数も減りそうなものですが、前述したように、抗生物質が腸内細菌を殺すと、腸内細菌で誘導されていた体内抗菌物質が出なくなり、自然免疫力も低下します。その結果、腸管から体内に転出する細菌数もむしろ増えてしまうのです。

しかし、抗生物質とともにＬＰＳを摂取すると、体内抗菌物質が誘導され自然免疫も活性化して、転出細菌が殺され、体内での感染の拡大を防ぐことができます。このことから抗生物質を摂取したときには、ＬＰＳを摂取するのがよいと思われます。

お腹に優しい抗菌作用も発見された

ＬＰＳが病原菌を防ぐ、新しい自然免疫のメカニズムが発見されました。

ＬＰＳを食べると、腸に侵入したバイ菌のみが除かれるという、すごく賢い体を守るしくみです。

腸内には共生細菌がたくさんいて、生体恒常性の維持に役立っています。ただ、腸に病原性細菌がやって来て感染してしまったら、医者に行って抗生物質をもらって飲むことになりますが、そうすると腸内では、共生細菌だろうが病原細菌だろうが、すべて排除されてしまいます。

それで、正常な腸内細菌たちもダメージを受けてしまうわけです。

ところが、ＬＰＳが腸内で活躍することで小腸のパネート細胞から生まれる抗菌ペプチドの「クリプチジン－４」という物質は、共生腸内細菌にはほとんど影響ないのに、病原性の細菌には抗菌性を示してやっつけるのです。北海道大学の綾部時芳教授らから報告されたもので、どういうしくみでこうなるのかはまだわかっていないようですが、とにかく

LPSは、お腹に優しい抗菌作用を働かせているということなります。

また、もう一つ。ぜひ知っておきたいLPSの働きがあります。

それは、薬の効果を最大化する力です。つまり、最大限に強めてくれるということで、そのいちばんの例が、ワクチン効果の増強です。

私たちは、インフルエンザや結核の予防のためのワクチン接種を行ないます。ワクチンとは、病原菌や病原ウイルスの弱毒株や抗原の一部のこと。あらかじめ体内に接種しておくことで抗体が誘導され、本物の感染が起こった場合に重篤な症状が起こらないようにする効果があります。よって、ワクチンを接種すると体内に抗体ができるわけですが、加齢やストレスにより、ワクチンを接種しても、体内で抗体がうまくつくられない場合があります。

そんなときにLPSを摂取すると、ワクチンの効果がぐっと上がる——というわけです。

第8章

皮膚マクロファージを活性化して、美肌・若返りに効果！

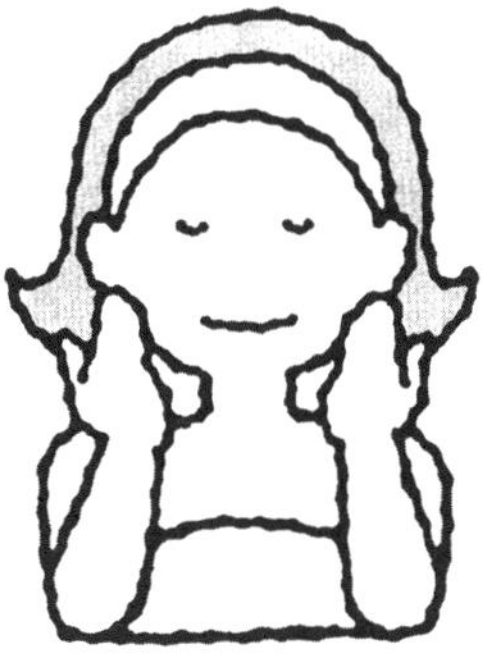

皮膚の中にもマクロファージが多数存在

私たちの皮膚は、表皮と、その下にある真皮と、その下の皮下脂肪からなっています。第1章の「マクロファージ」のところで、皮膚の構造について少しお話ししましたが（P.32）、ここでもう一度、おさらいを。

表皮と呼ばれる部分は厚さ0・2㎜。下から基底層、有棘層、顆粒層、角質層と、4種類の細胞が層状に重なっています。表皮のいちばん下で細胞が分裂し、新しい細胞が上に押し上げられていきながら、形態を変えていくわけですが、いちばん上の角質層にいる細胞は、死んで核がない細胞です。この角質細胞の隙間を脂質が埋めており、この角質層が皮膚のいちばん上のバリアとして役に立っていますが、古くなってバリア機能が悪くなると、垢《あか》となって剥がれ落ちていきます（左ページの図参照）。

このうち顆粒層は3層になっていて、その2層目は「タイトジャンクション」構造になっています。「タイトジャンクション」構造とは、隣合う細胞同士の間隙を特殊なタンパク質でぴったりと接着させているしくみのことで、外からの異物の侵入を防ぎ、内側の水

皮　膚

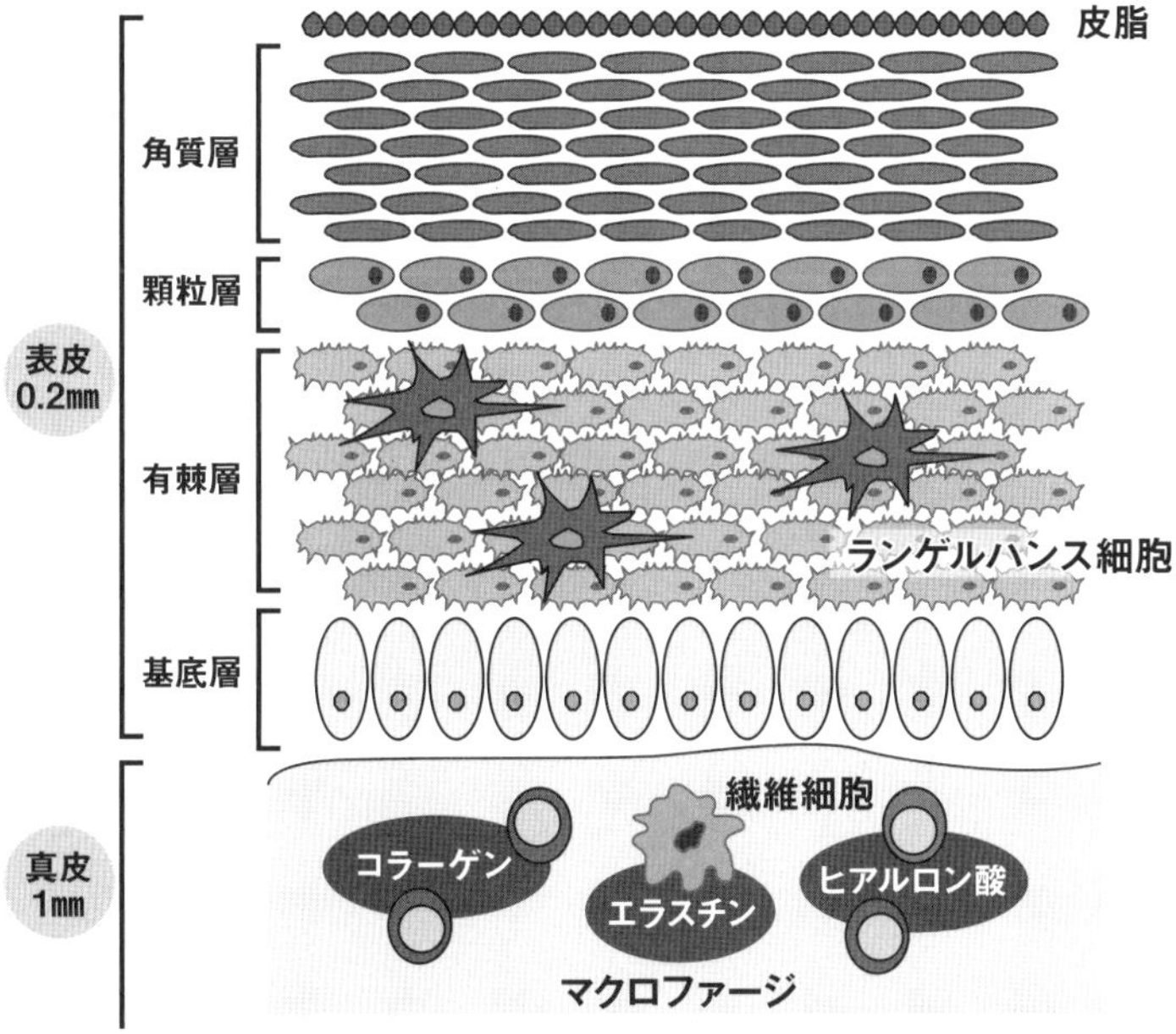
皮脂
角質層
顆粒層
表皮
0.2㎜
有棘層
ランゲルハンス細胞
基底層
繊維細胞
真皮
1㎜
コラーゲン
エラスチン
ヒアルロン酸
マクロファージ

分の蒸発を防ぐ大事なバリアになっています。これにより、物質は簡単に皮膚の中に出たり入ったりはできないようになっているのです。

この表皮の細胞全体は、若い人ならば1ヵ月ぐらいで全部入れ替わると言われています。


ところで、最近とくに、美容・化粧品関係方面から、肌を美しくして若さを保つには、「肌の免疫力を上げることが大切」というようなフレーズがよく聞こえてきますが、肌の免疫力アップの基本要素は、〈老廃物を除去する〉、〈傷ついた組織を修復する〉、〈細胞増殖を促進する〉――の3つです。美容分野の言葉に置き換えれば、肌のクリアランスを上げることであり、ヒーリングであり、肌のターンオーバーを上げるということにほかなりません。

これら基本の要素が正常に働いていくと、皮膚が生まれる基礎となる繊維芽細胞が増殖していき、繊維芽細胞がつくるコラーゲン、エラスチン、ヒアルロン酸の量も上がります。そして、それは、肌にハリや、ツヤを与えるということになり、美肌ができあがっていくというわけです。

この美肌づくりを指揮し、コントロールしているのが、皮膚の中のマクロファージパワーです。

表皮内にマクロファージの役割を担うランゲルハンス細胞が、また真皮にはマクロファージやその他の免疫担当細胞が存在。彼らは皮膚を健全に守るため、外から来る病原菌の排除、皮膚でできる老廃物の除去といった〝日常業務〟を勤勉にこなすのはもちろん、傷ついた組織を治すことも免疫の役割ですから、熱や紫外線や物理的損傷で傷ついたところを修復するということもやっています。表皮の細胞は約1ヵ月を単位にして入れ替わっていますが、細胞増殖の指令を出すことも免疫担当細胞の役割です。

しかし、これまで何回も触れたように、ヒトの体の免疫機能は、加齢やストレスで低下します。すると、免疫力に支えられている肌のクリアランス力、ヒーリング力、ターンオーバー力も低下し、結果としてエイジングの症状が加速されるということになります。

そこで、自然免疫を高めるLPSの出番です。

タイトジャンクションをかわせ！

皮膚へのLPS投与方法としては、経皮が直接的で効果的ですが、お話ししたとおり、皮膚はしっかりとした「タイトジャンクション」というしくみでシールされているので、簡単に表皮内部には浸透できないようになっています。はて、どうすればよいのでしょうか。その答えは、ランゲルハンス細胞が握っています。

慶応義塾大学医学部の天谷雅行教授らのグループが２００９年に、表皮にいるランゲルハンス細胞が樹状突起を角質層まで伸ばして、「タイトジャンクション」を壊すことなく、外界の情報を得ていることを発見したことは、第1章で記述しました（P.32）。

ところで、ＬＰＳは、正式の名前は「リポポリサッカライド」で、それを日本語に直訳すると〝糖脂質〟ということになります。この名のとおりＬＰＳは、油になじむ脂質部分と、水になじむ糖部分を両方もっています。

これを、〈両方に親しい〉ということから「両親媒性」と言いますが、脂質成分を含んでいるＬＰＳは、角質層の皮脂とよくなじみ、角質層まで入り込んでいます。ですから、ＬＰＳ配合クリームを皮膚に塗布するだけで、ランゲルハンス細胞への接触に成功。なぜなら、角質層には、ランゲルハンス細胞が樹状突起を出しているからです。軽く塗布しさえすれば、ＬＰＳはランゲルハンス細胞へコンタクトできるわけです。その結果、ＬＰＳは自然免疫活性化の作用を確実に与えることができます。

皮脂にもなじんで、水にもなじんで、しかも安心・安全。
LPSは皮膚にとっても、言うことなしの頼もしい〝助っ人〟です。

皮膚に対するLPSパワー

では、LPSが皮膚のマクロファージ系細胞に接触すると、皮膚内でどんな反応が起こりうるかについて述べたいと思います。

はたして免疫力がアップし、クリアランス力、ヒーリング力、ターンオーバー力が復活し、ハリやツヤのある肌になるのか、みていきましょう。

■繊維芽細胞の増殖

マクロファージ細胞をLPSで刺激すると、マクロファージ細胞の中で、繊維芽細胞増殖因子の遺伝子発現が10倍高まります。遺伝子発現に伴ってマクロファージで繊維芽細胞増殖因子が産生されると、その近くにいる繊維芽細胞の増殖が促進され、結果として皮膚のターンオーバーが早まることになります。実際に、LPSで刺激したマクロファージ細胞から分泌される物質を、繊維芽細胞の培養液に加える実験をしてみると、加えない場合よりも、よく増えることがわかっています。

■ターンオーバー促進

左ページの写真は実際の皮膚のターンオーバーを調べた実験です。

紫外線をあてると光るダンシルクロライドという物質を、両腕に同じように染み込ませておいて、普通の化粧水と、ＬＰＳを含んだ化粧水で朝晩パッティングしてもらいます。ダンシルクロライドは、アミノ酸に結合するので、発ガン性などの危険性はありませんが、洗っても落ちないので、皮膚が剥がれ落ちるまでは蛍光は消えません。

この写真では、左側がＬＰＳを含む化粧水でパッティングしています。写真からわかるように、ＬＰＳを含む化粧水でパッティングしたほうが、ダンシルクロライドの蛍光が早く消えていることがわかります。すなわち、ＬＰＳを与えることで、皮膚のターンオーバーが早まったことが示されています。

LPSによるターンオーバー促進

ダンシルクロライド（蛍光物質）を塗布した絆創膏を24時間、両下腕内側に貼り付けた。化粧水をコットンに含ませ、朝晩なじませるように肌に塗布した。
A（写真左側）：市販のふき取り化粧水+LPS（1μg/ml）、
B（写真右側）：市販のふき取り化粧水）。UV照射化で写真撮影を行った。

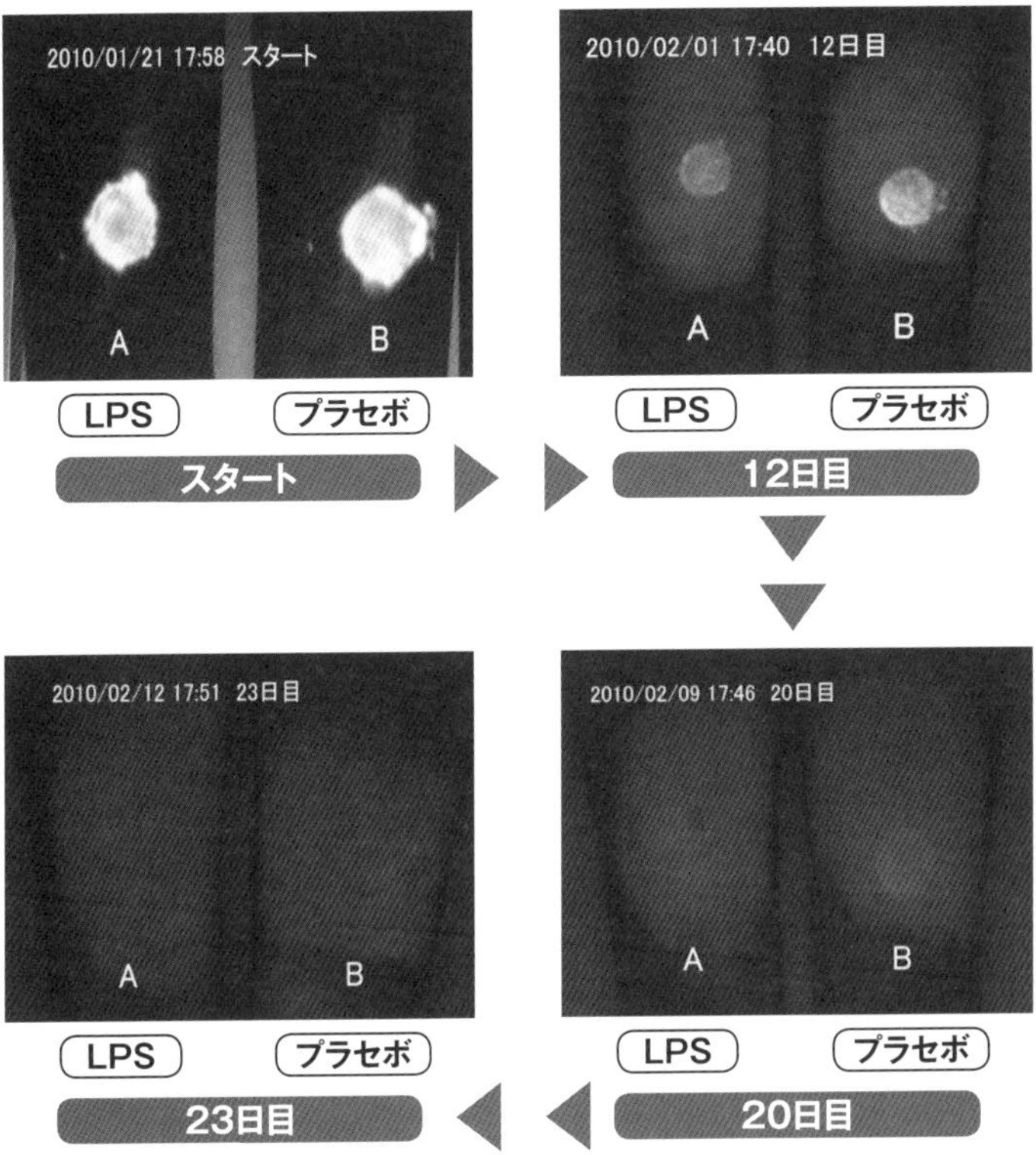

■火傷の改善

こちらは、極端な例になりますが、火傷した皮膚にＬＰＳを適用した結果です。中国の病院で行われた臨床研究ですが、両手を同程度に火傷した人の、左手にＬＰＳを配合したクリーム、右手にプラセボ（試験品と有効成分以外は全く同じという品）を塗って経過を見たものです。

ＬＰＳを配合したクリームを塗った左手の方が早くよくなっています。つまり、ＬＰＳは、傷ついた皮膚にも悪影響がなく、ヒーリングを促進することが示されています（左ページの写真参照）。

アトピー治療に効果的なＬＰＳ配合クリーム

もう一つ、ＬＰＳ素材の優れた資質についてお話ししたいと思います。それは、アトピー性皮膚炎の緩和です。すでにＬＰＳが内服でアレルギー疾患の予防・改善に効果をもつことを記してきましたが、この作用は皮膚に塗ることでも見られます。

火傷の創傷治癒

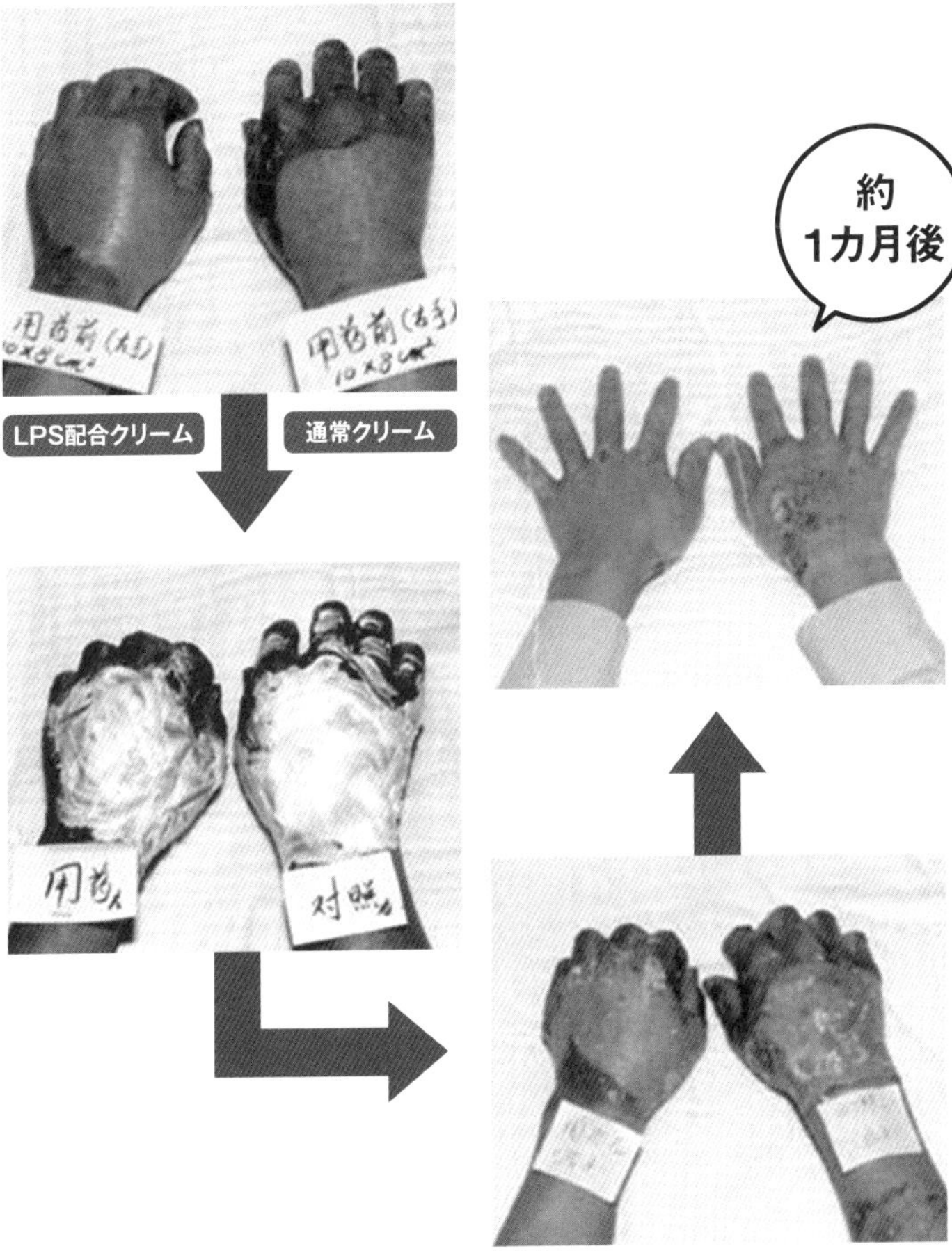

傷ついた皮膚にも悪影響がなく、治癒を促進

LPS配合クリームの軽度・中度のアトピー性皮膚炎に対する効果

■部位別の症状改善度の結果

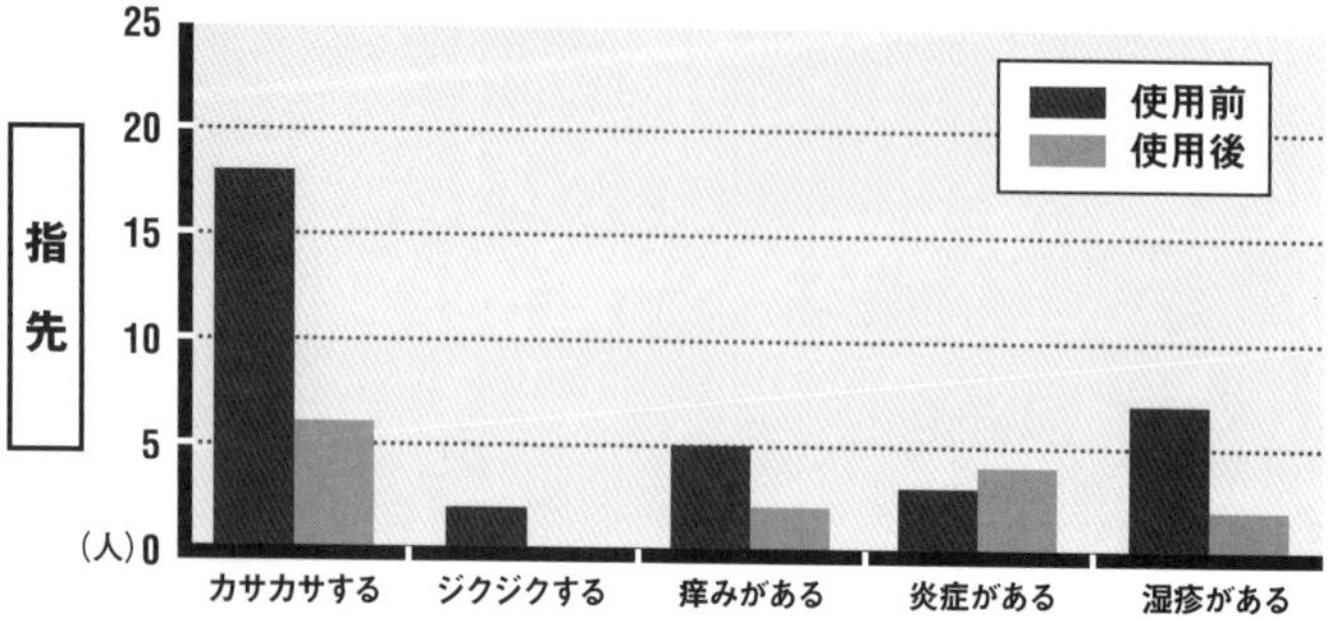

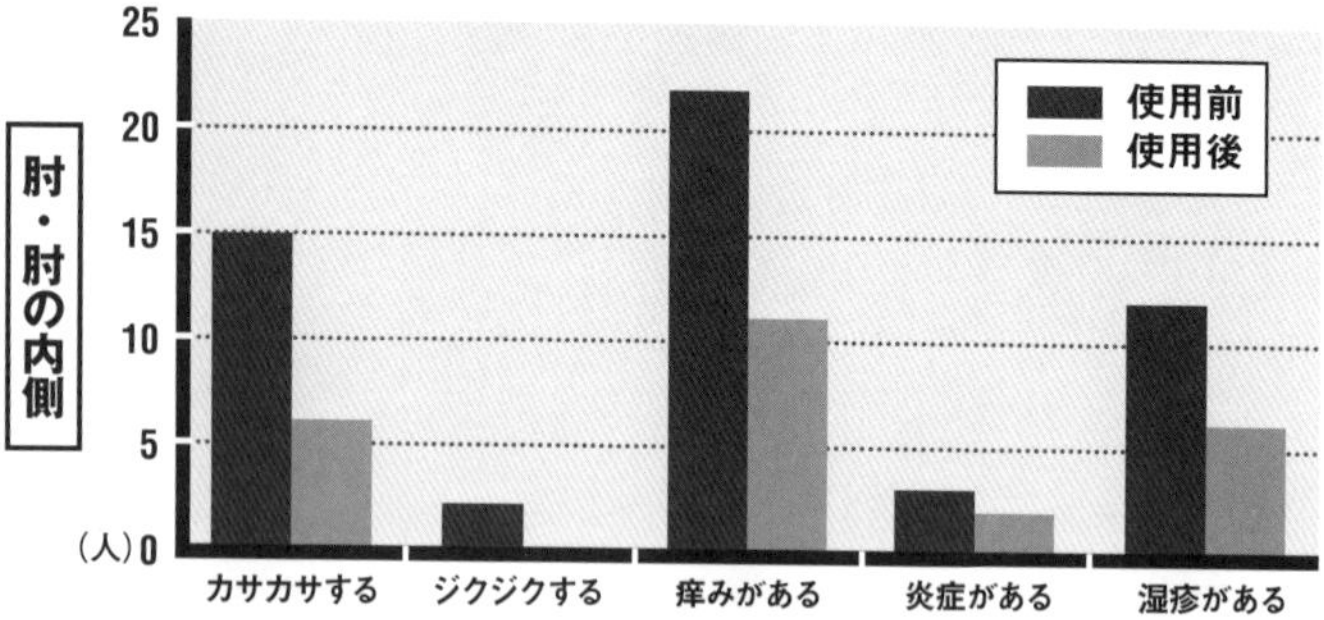

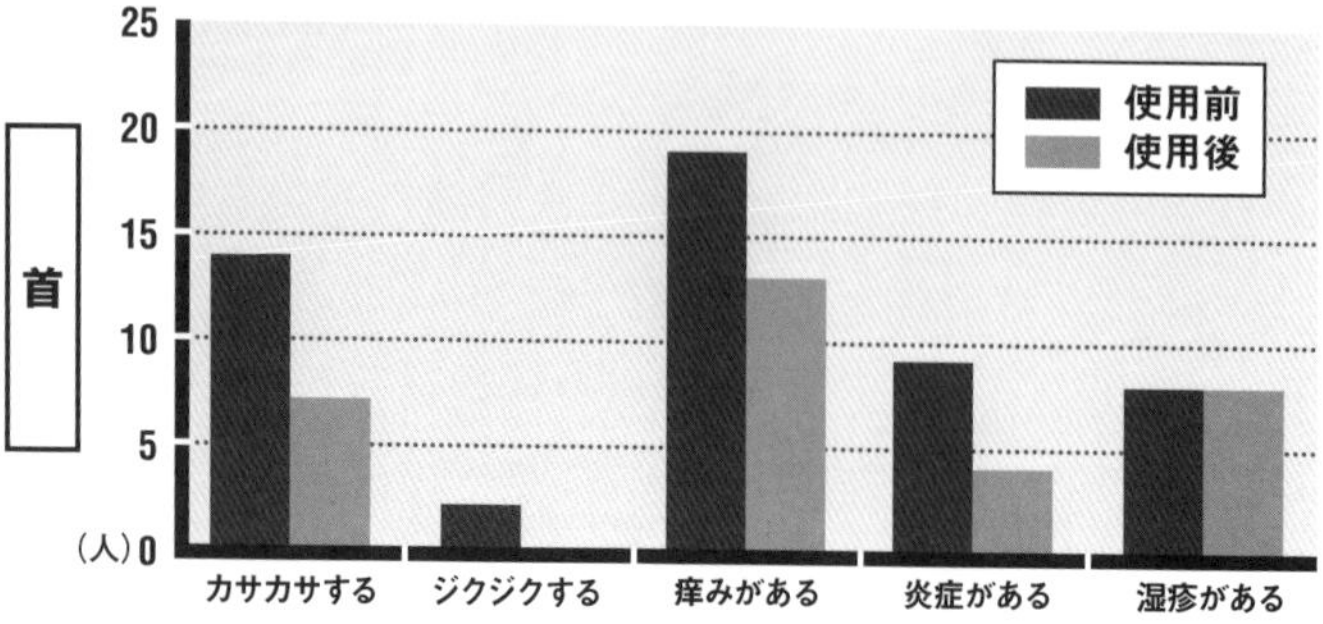

軽度・中度のアトピー性皮膚炎患者100人に、LPSを配合する保湿クリームを2週間使用してもらうオープン試験（被験者は有効成分が入っていることを知っている試験）を行なった結果では、2週間後に症状の軽くなる人が増えるという結果が得られました（右ページのグラフ参照）。

ただしオープン試験では、LPSを配合していないクリームではどうなるかということがわかりません。もしかしたら、クリームの基材の保湿性によって改善しているだけかもしれません。

そこで、次に私たちは、プラセボ（試験品と有効成分以外は全く同じという品）を準備。体の左右対称にアトピー性皮膚炎症状が出ていて、ステロイドなど薬を使っていない4人に対し、片側にLPS素材を配合した保湿クリーム、片側にプラセボクリームを4週間にわたり朝晩塗布してもらい、皮膚科医の協力を得て、ダブルブラインドで、EASIスコアの推移を調べました。EASIスコアとは、病変の状態、病変部の占有率をスコア化したもので、皮膚科医が使うアトピー性皮膚炎の診断基準です。

4人のモニターで使用前のEASIスコア相対値を1として、2週間後、4週間後の相対スコアをみていったところ、いずれも改善が2例、LPS配合クリームで顕著な改善が2例という結果となりました。

左ページの写真は、4人の方の、LPS配合クリームを塗る前と後の皮膚の拡大写真です。白く見えるのが肌荒れですが、使用後にきれいになっていることが見てとれます。

プラセボと試験品でいずれも改善が見られたモニターNo.CとDについては、同時に測定した水分量と水分蒸散量の数値が改善しており、クリーム基材の保湿力が改善をもたらしていると思われます。

一方、モニターNo.AとBでは、クリーム基材による保湿効果だけでは改善できない症状を、LPSが改善していることがうかがわれます。

以前実施したオープン試験の結果とあわせて考察すると、LPSは、保湿性の優れた良質のクリーム基材との組み合わせにより、アレルギー性の肌荒れの改善をもたらすことが期待できます。

アトピー疾患部の4週間後の肌きめの改善

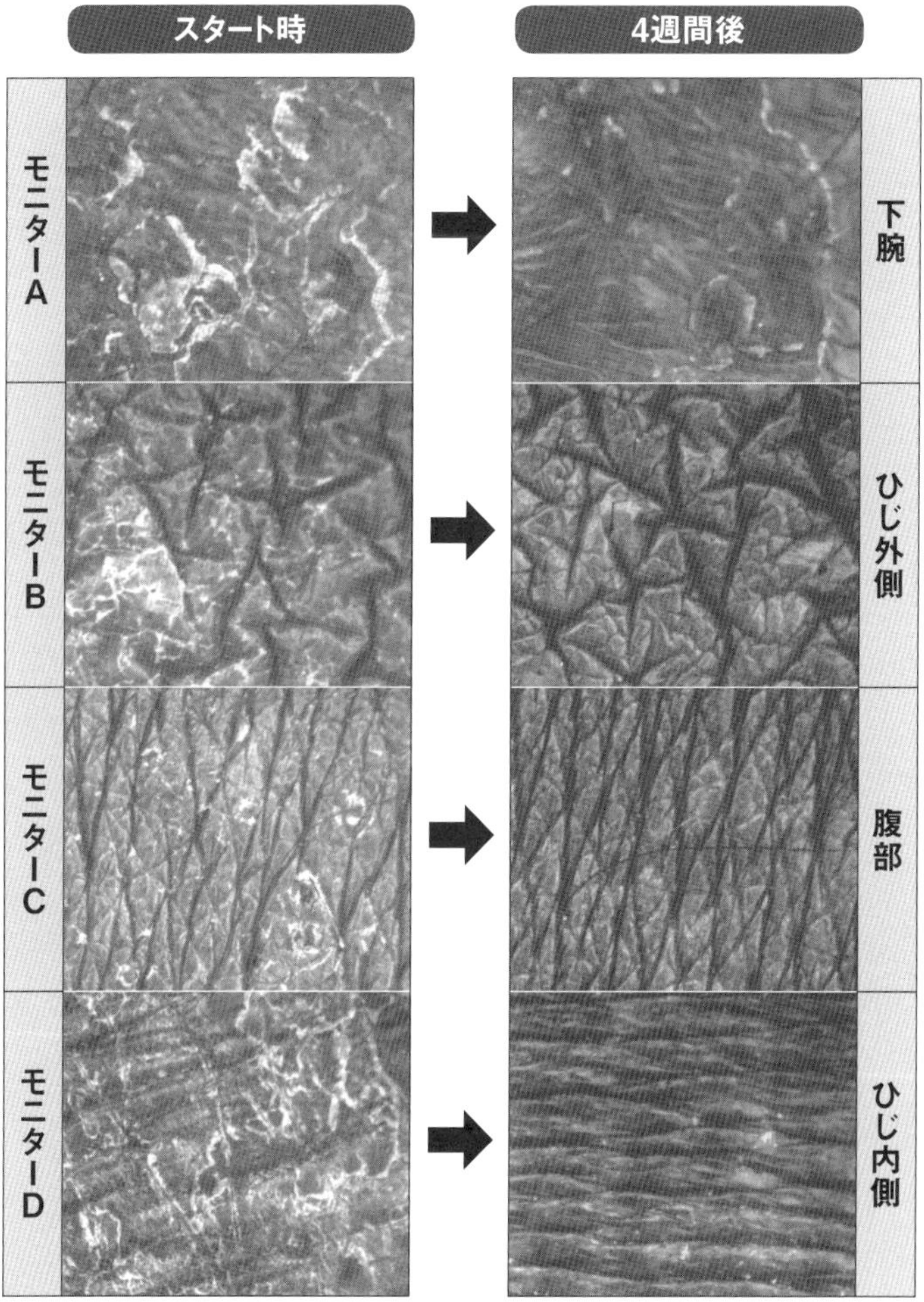

※二次元皮膚表面画像解析装置ビジオスキャンで撮影

第9章

養殖場の魚が増え、養豚場のブタが肥えた！

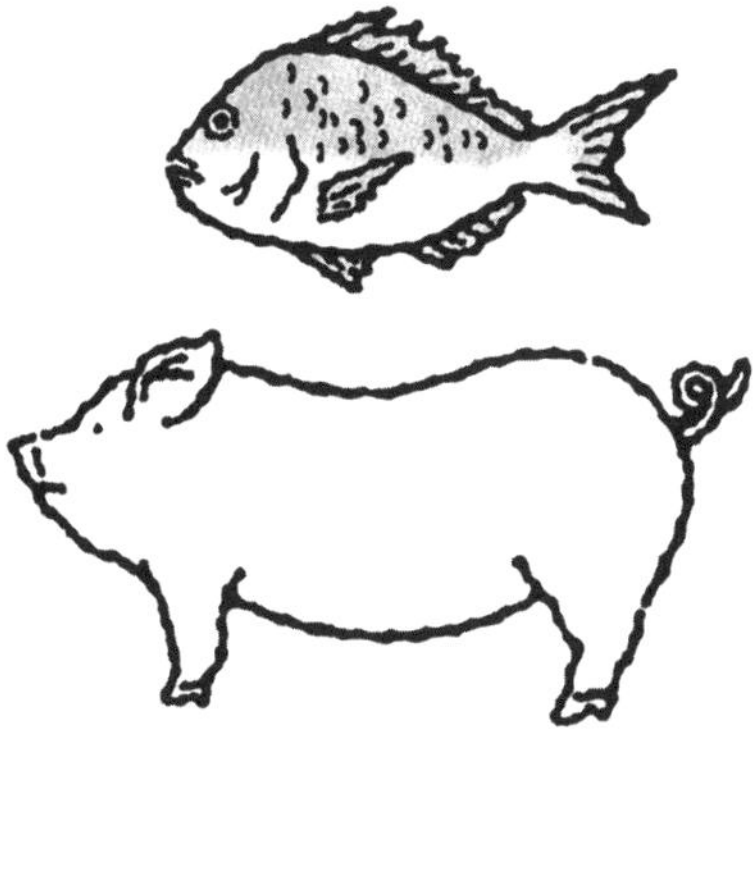

畜産・水産業界の要望に応える物質、LPS

現在、畜産・水産業は、次のようないくつかの大きな問題に直面しています。

それは飼育や養殖に使用する抗生物質の量や化学物質の量が多く、これらをいかにして少なくするかという問題です。

九州の天草で、フグの養殖で寄生虫を取り除くために使用されたホルマリンが真珠貝の大量死を引き起こした例に見られるように、化学物質や抗生物質の使用が、生態系に多大な影響を与え環境問題を引き起こすことも大きな問題です。

抗生物質や化学物質の大量使用は、耐性菌を生じさせるので、これは公衆衛生上のゆゆしき問題にもなっています。

さらには、そのような環境で飼われた生産物（牛やブタ、魚など）にたまった抗生物質が、ヒトに食物連鎖を通じて知らぬ間に投与されることになり、健康を損ねるという医療上の問題です。

こんな笑い話があります。

「風邪をひいたんだけれど、ブタ肉を食べたら治った」

なぜでしょうか。

「それはブタ肉がアメリカ産だったから」というものです。

アメリカで使用されている抗生物質等の量は、なんとヒトに投与する量の4倍、約1万3000トンにも及んでいます。

皆さんも新聞やテレビの報道でご存知だと思いますが、中国で飼育・養殖されている畜産・水産物は、いまでも大量の抗生物質や化学物質漬けの状態で生産されており、上海蟹などは、カニを食べているのか抗生物質を食べているのかわからないといった深刻な状態に陥っています。これは異常な事態です。

そこで欧州では、2006年に、畜産・水産生産物に関しては、成長促進目的の抗生物質等の飼料添加が全面禁止になりました。

飼育や養殖では病気になったら、魚やブタは死んでしまうか、商品になりませんから、生産性を高く維持することが常に求められます。ですから、病気にならないようにするために抗生物質や化学物質がいたずらに大量に使用されることになったのです。

それもこれも、ヒトの場合とは異なり、病気になったら治す、という発想は、畜産・水産の世界では通用しませんから、発育が悪くなったりした個体は、直ちに畜産・水産物としての価値がなくなることを意味し、直接、畜産・水産業の経済性を低くすることになってしまうことに理由があります。

だから畜産・水産業では、抗生物質や化学物質に代わり、環境に優しく耐性菌を生じることなく、ヒトに食物連鎖で持ち込まれることがない物質で、生産性の低下を招かない物質を、とても必要としています。言い換えれば、健康を維持し良好な発育を助ける物質を懸命に探しています。

このような畜産・水産業界の要望に、まさに応える物質がＬＰＳなのです。

水産養殖場で、ＬＰＳが示した感染防除効果

実際に、全国各地の養殖場で行なわれた試験結果を紹介しましょう。

いずれにおいても、ＬＰＳは養殖の水産物に対して注目すべき効果を示しています。

マダイの養殖にLPSが使用された試験が高知県で行われました。5月末から8月末の3ヵ月間に、LPSを添加した飼料と、LPSを添加していない飼料を、各1万6500尾に投与したところ、LPS添加グループのほうが、添加なしのグループよりも生存率が高いことが示されました。

同様の試験が、愛媛県のヒラメ養殖、大分県のカワハギ養殖で行われ、ともにLPS投与群が高い生残率を示しました。

とくに、カワハギは感染症に対する抵抗力が低いため、しばしば大量死しますが、LPS添加グループでは死亡率8%、添加なしのグループでは死亡率23%と、LPSの飼料への添加が感染症を予防することが示されました（P．184のグラフ参照）。

さらに、エビの感染症に関する試験も行われています。

エビは節足動物で無脊椎動物。無脊椎動物には脊椎動物のように複雑に発達した獲得免疫系がありませんが、自然免疫系だけで十分に生活できる感染防除システムをもっています。自然免疫だけで生きているということは、もちろんマクロファージ様の機能をする細胞（顆粒球）も存在しており、LPSを餌に混ぜて与えると、エビの顆粒球が活性化します。

LPS添加飼料による魚類での感染防除効果

■マダイ生存率の推移（高知県A水産）

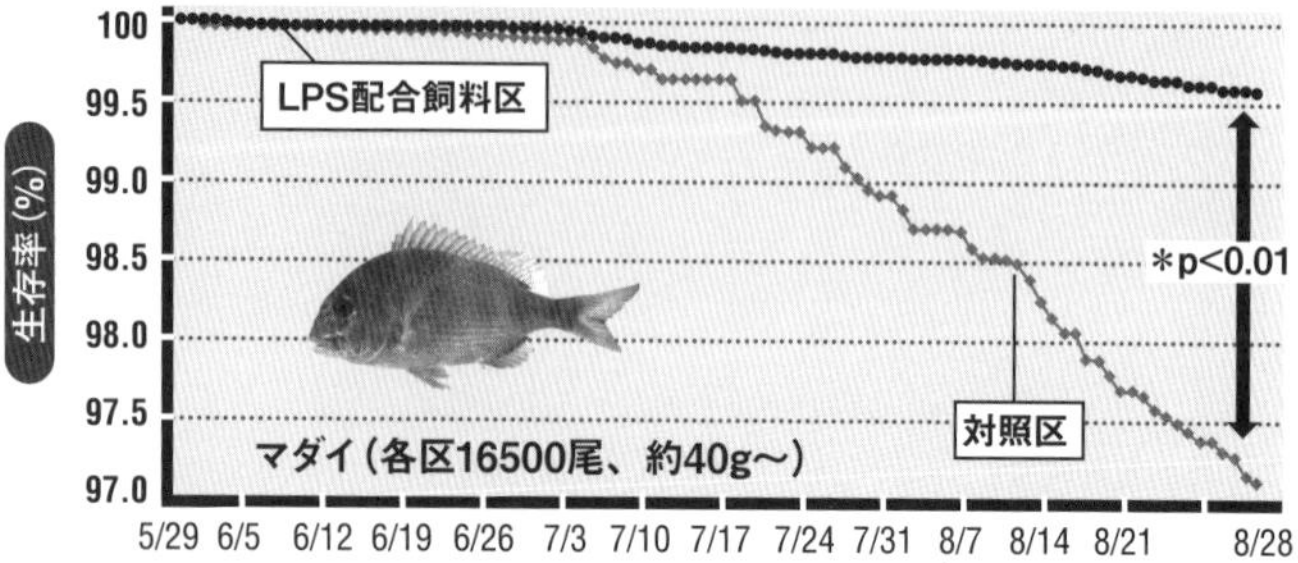

■ヒラメ生存率の推移（愛媛県B水産）

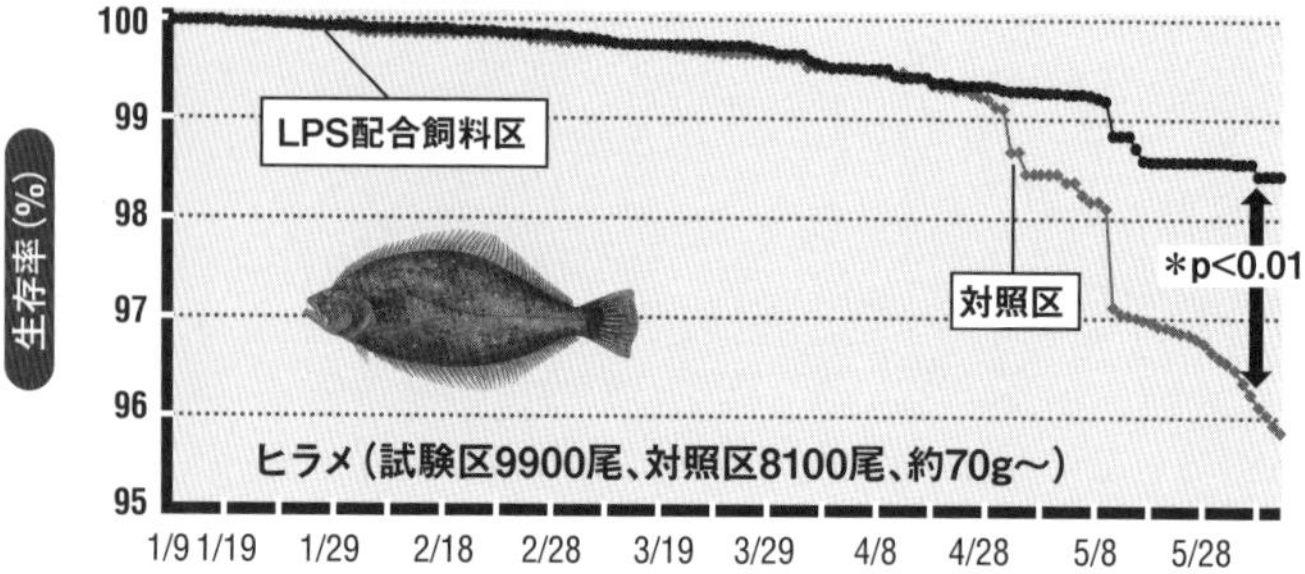

■カワハギ生存率の推移（大分県C水産）

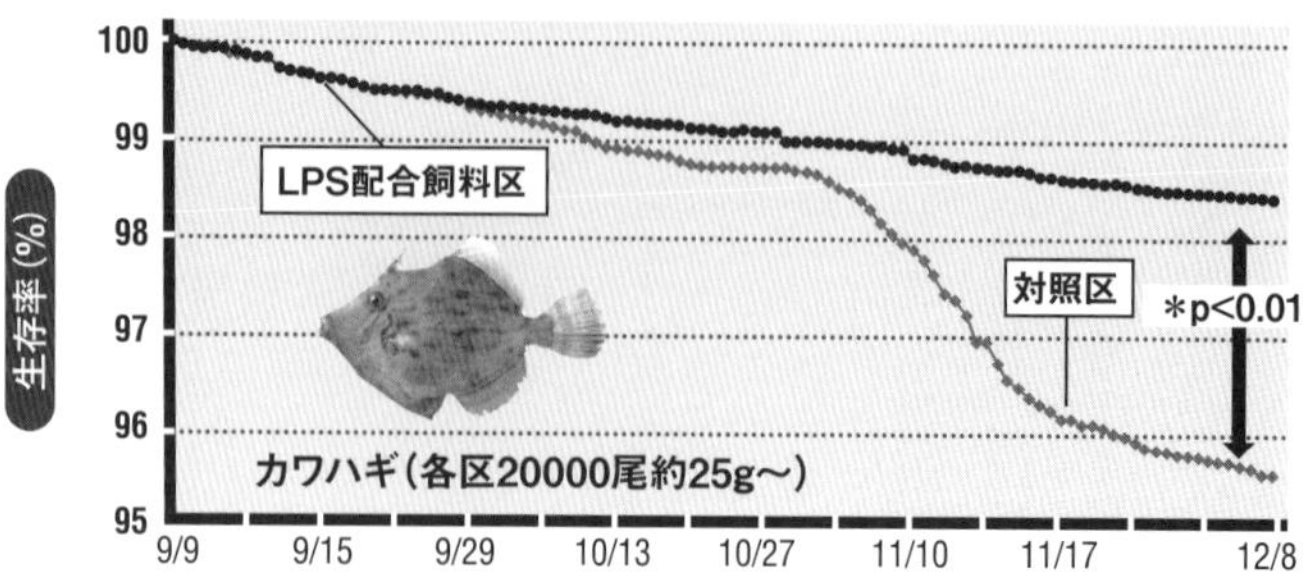

どうして活性化したことがわかるかというと、異物を食べて排除する（貪食）能力が高まるからです。また、貪食できないほど大きい異物に対しては、顆粒球が異物を取り囲み、くるんでしまうのですが、このときに顆粒球は「フェノール酸化酵素前駆体」という酵素を放出。その酵素でアミノ酸の一種であるチロシンなどを酸化して、異物の周囲にメラニンを形成させ、異物を包囲させます。このようなメカニズムでウイルスや細菌、寄生虫などに対して生体防御を行っているのです。

ところで、クルマエビに対して非常に悪性度の高いウイルスがいます。強毒性を示すホワイトスポットウイルスです。このウイルスは１９９３年に、中国からの輸入稚エビによってもたらされ、西日本各地のクルマエビ養殖場で、ホワイトスポットウイルス病が大発生し、壊滅的な被害をもたらしました。

ＬＰＳの、このホワイトスポット症に対する効果を調べた試験があります。

クルマエビの体重kgあたり１日量としてＬＰＳを20、40、１００μgになるように飼料に混合。７日間投与した後に、ホワイトスポットウイルスを感染させ、10日後の生存率を調べました。

その結果、ＬＰＳを与えなかった試験群では、生存は０％でした。

一方、20、40、100μg／kgのLPSを与えた群では，それぞれ生存率は75、65、53%となりました。なお、マクロファージの活性化状態を調べるために、クルマエビの血液から顆粒球（マクロファージ様の機能をする細胞）を取り出して、これの貪食能力を調べたところ、投与1週間後では、20μg投与が最も高い増強効果を示しました（クルマエビにおいては、マクロファージを活性化するLPS投与の適正量は20μg／kgだということ）。

以上の結果から、獲得免疫をもたない無脊椎動物でも、LPSがマクロファージの活性化に有効であり、感染防除効果を示すことが明らかになりました。この試験は水産大学校の高橋幸則教授によって行われました。

LPS投与で、魚へのワクチン効果が増強される

これまで、私たち研究チームは、水産養殖現場での感染防御に対して、LPSがどのような効果を示すかという試験を、水産試験場や動物医薬品の会社との共同研究によって行い、各種データを蓄積しつつあります。

■ギンザケのビブリオ病ワクチンに対する増強効果

その中の一つ。ＬＰＳ素材を含む飼料の水産養殖における「ワクチン効果の増強」についての調査結果を紹介します。これは、ギンザケのビブリオ病ワクチンに対して、ＬＰＳがそのワクチン効果を増強させることができるかどうか（アジュバント効果）をみようとしたものです。

ギンザケは、成長が早いために養殖されている魚。このギンザケを使った〈ビブリオ病〉という病気用のワクチンに関する試験が、２００９年６月〜11月に岩手県で行われました。

淡水飼育のギンザケに６月中旬、市販のビブリオ病ワクチンを接種しました。その摂取済みのギンザケに対して９〜10月に、ＬＰＳ配合飼料を３日給与４日無給与で行なった後、11月中旬に採血。血清中のビブリオに対する抗体価を調べました。

試験の結果は、ビブリオ病ワクチン接種後にＬＰＳ配合飼料を給餌することで、２種類のビブリオに対する抗体化が顕著に高まっていることが示されました。

■アユの冷水病ワクチンに対する増強効果

ＬＰＳのアユ冷水病に対する感染抵抗性について、研究した結果を示します。試験は広島県立総合技術研究所水産海洋技術センターで行なわれたものです。

まず、アユが入っている水槽を、冷水病の不活化菌ワクチンを入れて浸漬処理（アユをワクチン液の中に浸すこと）しました。アユにはワクチン処理のほか、ＬＰＳ（20μg／魚体重１kg／日）を飼料に混合し、２ヵ月間毎日連続給与しました。

また、冷水病感染方法は河川水を導入することで自然感染させました。

アユの斃死率をもとにワクチンの有効性を判定した結果、ワクチン単独よりも、ＬＰＳを給餌したアユでの感染抵抗性が高いことが示されています。以上の試験より、ＬＰＳは、経口でワクチンの増強すなわちアジュバント効果があることがわかります。

成長が促進されたウナギ

ＬＰＳの水産養殖現場での有効性は、感染防御だけでありません。

じつは、ＬＰＳは、また別の画期的な機能をもっています。

それは、ウナギの稚魚を養殖するときにＬＰＳを与えると、なんと成長促進効果を示すことが判明したのです。

試験には、すべて疾病のない健康なウナギの稚魚を用い、ビタミン・ミネラルなどを十分量与えています。試験用の稚魚全部には目立った疾病の発症はありませんでした。

生存率については、魚体重０・15〜96・５ｇの間では、どの成長ステージにおいても、ＬＰＳを含有する飼料を与えたグループと、ＬＰＳなしの飼料を与えたグループとの間に大差は見られませんでした。

一方、成長倍率については、魚体重０・15〜37・９ｇの間で、ＬＰＳ含有飼料を与えたグループは、ＬＰＳ含有なしのグループより良好な結果が得られました。とくに、より小さなサイズの稚魚から育成を始めた場合ほど、差が大きくなる傾向が見られました。魚体重40ｇ未満のサイズにおいては、ＬＰＳ含有飼料を与えたことにより成長倍率が改善し、特に一番大きいサイズ（トビ群）の発生比率が増加する可能性が示唆されました。

この成長の改善は、飼料効果がよくなった（同じ摂取量で体重がより増えた）というよりも、ＬＰＳ含有飼料を与えたグループにおいて、摂餌量が多い＝エサ喰いが良くなったことが要因と思われます。

LPSによるブロイラーの生産性向上

自然免疫を活性化するLPSは、畜産養殖動物の感染防御にも利用できます。

LPSを配合した飼料を与えて、ニワトリ（ブロイラー）の生産性が向上するかどうか、徳島県立農林水産総合技術支援センター畜産研究所の協力で、貞光食糧工業で研究が行なわれました。

試験は、1群約5000羽のブロイラーを、3週齢のヒヨコから7週齢の若鶏になる間に、LPS配合飼料を与え、別の群約5000羽には、比較対照試験として枯草菌の生菌（プロバイオティクス：カルスポリン）入りの飼料を与えました。

出荷まで、毎日の死亡羽数を調べ、同じ試験を2回行ない、いずれもLPS入りの飼料を与えたブロイラーのグループの死亡羽数が少ない結果になりました。なお、LPS含有飼料グループの死亡率は、抗生物質を与えた場合とほぼ同等でした。

次に、ブロイラーの育成率を、ＬＰＳを含有飼料として与えたグループと、飲料水として与えたグループで調べました。

ブロイラー飼育に、ＬＰＳを配合した飼料または水を与え、飼育期間中の死廃羽数を比較したものでは、ＬＰＳを与えたグループ、とくにＬＰＳを飲水で与えた群で死廃率が低いことがわかりました。

最終のプロダクションスコア（ＰＳ：生物の生産性を表す経済指標）も、ＬＰＳ投与グループのほうが、飼料にも飲水にもＬＰＳを与えないグループよりも良いという結果が得られました。

卵殻の強度が増した

第６章でも述べましたが、ＬＰＳは、骨代謝を促進する作用があります。

ニワトリの受精卵から採取した頭頂骨および大腿骨を用いた実験でも、骨吸収と同時に骨形成を促進することがわかりました。すなわち、ＬＰＳには骨の代謝を高める作用があるという証明です。

ニワトリの卵殻形成には骨からのカルシウム供給があり、両者には関連性があります。そこで、採卵鶏にＬＰＳを含んだ飼料を与えることで、卵殻強度が強化されるか調べてみました。試験は、徳島県立農林水産総合技術支援センター畜産研究所の協力で行なわれました。

市販用の白色卵を産むニワトリを使って、27週齢から64週齢までの間、４週を1期として、各期の産卵率と卵殻強度を調べました。

それによると、ＬＰＳ添加飼料の有無で産卵成績に差はありませんでしたが、卵殻強度は64週齢時において、ＬＰＳ添加飼料を与えたグループは、ＬＰＳ添加なしのグループに比べて高いという結果が得られました。

すなわち、ＬＰＳの投与は，生産性を落とすことなく卵殻強度が増すという結果が得られました。

この卵殻強度の促進は、カルシウム代謝を促進することで、高齢ニワトリの卵殻形成が増強した結果と考えられます。

ヒトにも朗報！　ストレス解除の効果発見

ストレスは免疫系を低下させるといわれます。

ストレスによって交換神経が緊張すると、脳下垂体から副腎皮質刺激ホルモン（ACTH）が分泌され、このACTHによって副腎（腎臓の上部にある内分泌器官）から副腎皮質ホルモン（グルココルチコイド：コルチゾールなどのステロイドホルモン）が誘導されます。

コルチゾールは糖代謝にあずかるホルモンですが、ストレスで大量分泌されるので、ストレスホルモンとも呼ばれ、免疫細胞の活性化を強く抑制することが知られています。ストレスホルモンは、緊急時に一種の生体防御に働いているのですが、ストレスが持続すると、免疫系が抑制され続けるために、感染やガン発生の危険性が高まります。

さて、ストレスを受ける前に、予防的に自然免疫活性化物質を投与しておくと、免疫低下を回避できる可能性があります。ニワトリを使った試験で、この可能性が高く示された結果が出ていますので、ご紹介しましょう。

ニワトリにサルモネラ菌に対するワクチンを接種すると、体内でサルモネラ菌に対する抗体がつくられ、血液中の濃度が高まります。

ワクチン接種の前に、ストレスを受けた状況と同様にするモデルとして、デキサメタゾン（合成ステロイドホルモンの一種）を投与しておくと、抗体産生量が低下します。このことは、ステロイドホルモン（ストレスモデル）によって免疫系が抑制されていることを示しています。

一方、デキサメタゾンの投与とともに、自然免疫活性化物質であるＬＰＳを経口投与しておくと、明らかに抗体産生抑制を回避しているデータを得ることができました。すなわち、自然免疫活性化物質であるＬＰＳの予防的経口投与は、ストレスに対する抵抗性を与える力があることがわかります。

離乳期の子ブタの体重が増加した

このＬＰＳのストレス解除効果は、哺乳類の畜産物でも得られています。

離乳期の子ブタは母ブタから隔離されるためストレスが大きいことが知られていますが、

この時期には下痢になりやすく体重が増えにくくなります。そこで、ＬＰＳはストレス抵抗性をもつことから、子ブタの体重増加効果が期待されます。

香川県の畜産試験場でＬＰＳの離乳期子ブタへの効果が調べられました。

離乳期の子ブタを、ＬＰＳ投与グループとＬＰＳを与えないグループとに分けて、１グループ６〜17頭ずつを用いて、７回の試験が行われました。各試験の平均体重を見てみますと、ＬＰＳ投与５週間後の平均体重は、ＬＰＳ無投与のグループよりも常に高い増加（平均８％）を示しました。

このことから、畜産においてもＬＰＳの有用性があることがわかります。

ニワトリだけでなく、ヒトと同じく哺乳類のブタでも、ＬＰＳがストレスの解除に有効だと明らかになったことは、注目に値します。ＬＰＳが私たちのストレス予防や解除に役立つことを確かに示唆するものです。

心配事がある、イライラする、強いプレッシャー、仕事が多忙……など、あわただしい日常を送っている現代人が、ストレスを解除しながら体を健康に維持することができる頼もしい物質——それが、ＬＰＳだと言っても過言ではありません。

おわりに

糖尿病や高脂血症などの生活習慣病をはじめ、心疾患、アレルギー疾患、ガンなど多くの疾病の増加は、高齢化社会に突入した現代において、ＱＯＬ（Ｑｕａｌｉｔｙ ｏｆ Ｌｉｆｅの略／ひとりひとりの人生の内容の質や社会的にみた生活の質）の低下と、医療費と社会保障費の負担増加の一大原因となり、健康寿命を延伸することに役立つ早急な対策が求められています。

一方で、これら疾患の著しい増加は、西洋医学による医療の対応の限界を示しているとも言うことができます。なぜなら、これらの疾患の根本的な発症原因は、複数の要因が相互に関連していると考えられ、「一つの原因」→「一つの結果」という単純な図式では説明できないことにあります。一例を挙げれば、食事における脂質の量と質、野菜不足が生活習慣病などとの関連性が高いとされ、この場合には食事による対策が必須と考えられています。

かつての典型的な日本食では、十分な量の緑黄色野菜と根菜類、脂質は魚や植物に由来する不飽和脂肪酸が摂取されていました。

ところが、食の欧米化に伴い、1960年からの40年間で乳製品は約7倍、肉類は12倍に増加し、総脂質摂取量もカロリーベースで1946年の7％から2005年の25％まで、3倍以上にも増加しています。（「国民栄養の現状」レポート／国立健康・栄養研究所）。

こうした数字の高さは、食生活の変化によって、日本人の体質（胃腸の構造、消化酵素のタイプ、腸内細菌叢のバランスなど）が〝生物学的に〟対応できずに、バランスが破綻している可能性が高いことを示しています。

近年、食品は単なる栄養（体と活動の素）を供給する役目だけでなく、その生体調節機能（食品のもつ3次機能）が注目されていますが、それは、生活習慣病をはじめとする現代の疾病を予防・改善するには、まさにこの機能が重要になるからです。

生体調節機能とは、具体的には、抗酸化、脂質バランス、腸内細菌叢などの調節機能を指します。光岡知足先生が提唱されるバイオジェニクスも食品成分を指しています。

これらは、じつは私たちの体の自然免疫と密接な関わりをもち、恒常性（体温・血流量・血液成分などの体内環境を一定に保っている状態）の維持や、健康維持のためには欠かせないものです。

つまり、自然免疫は、いわゆる〝病気を逃れる免疫〟というシステムを超えて、健康を維持する機構――という認識をいま一度新たにする必要があると言えましょう。

健康づくりとは、第一に自然免疫の機能を一定の活性化レベルに保つことにあるわけです。

ただし、マクロファージの活性は、ストレスにきわめて敏感に反応して低下し、マクロファージの活性低下は、自然免疫の低下につながり、その結果、体のさまざまな部分に不具合が生じることになることは、本書の中で解説したとおりです。

このような状況の中で、ＬＰＳを適切に経口で摂取したり、あるいは皮膚に塗って使用することは、弱った自然免疫（マクロファージ）の活性化を図る上で、きわめて有効です。抗酸化や脂質バランスなど、体の調節機能を整える助けもしっかり果たしてくれます。

ヒトは古来よりグラム陰性菌やＬＰＳを知らずして摂取し、あるいは接触し続けることで免疫のバランスをとり、恒常性を制御していたはずです。

現代のアレルギー疾患蔓延の原因は、現代人がＬＰＳに曝される機会が減少したことにあるということも、最近の研究で明かされるようになってきました。このことは、ＬＰＳ不足が諸疾患の原因となっていることを示唆しており、まさにＬＰＳがビタミンと類似した機能を示している感があります。ＬＰＳは腸内細菌からも供給されていますが、それもまた、ビタミンと似ています。ＬＰＳは「免疫ビタミン」と呼んでもいい物質なのです。

幸いなことに、ＬＰＳはきわめて少量の摂取で済みます。経口投与では約５００μgを１日量として摂取すれば十分（ちょうどビタミンＡやＢ群などの必要摂取量とほぼ同じ量）です。

無味無臭で、もちろん無毒。副作用もなし。しかも、本書でご紹介したように、自然免疫（マクロファージ）を活性化させるパワーは、乳酸菌の１０００倍以上にも及びます。

環境が変化し、食生活が欧米化し、運動量が低下している現代社会において、ＬＰＳは「健康で長生き」を支えるために貢献できる理想の素材と言えます。

私たち研究グループでは、科学的側面からも、ＬＰＳの安全性を20年以上かけて確認しています。食品としての安全性は、「復帰突然変異」「染色体異常」「単回投与毒性」「反復投与毒性」の４項目につき調べた結果、すべての項目で全く問題はありませんでした。化粧品として肌に塗布した場合の安全性についても、多くの実験・検査を繰り返し、高い安全性が確認されています。

パントエア菌のＬＰＳは、パントエア菌がいろいろな食用植物と共生しているので食経験があります。このことに加えて私たちは、パントエア菌のＬＰＳや小麦発酵抽出物の安全性を専門の第三者機関に検査依頼して、経口や経皮投与で安全であることを確認してあります。

さまざまなＬＰＳ食品やＬＰＳ製品がつくられておりますので、ぜひ上手に活用していただきたいと思います。


若き日に私が基礎医学研究を志したもとには、ガンという病を世の中から何とかして駆逐したい、との強い思いがありました。そしていつか自分が学び、研究した成果を通して社会貢献したいという願いももっていました。

紆余曲折あった長い月日ののちに、ＬＰＳの発見にたどり着くことができました。いま私の胸にあるのは、これで多くの人々の健康が守れる可能性にまずは具体的な筋道がついたという手ごたえと期待です。ガンの撲滅ということにつきましても、直接ナタをふるうものではないにせよ、ガンをヒトから遠ざけ得るものとしてのＬＰＳに、大きな潜在能力があると期待しています。

中高年のメタボリックシンドローム、ガンや糖尿病や心疾患……など、現代人を苦しめる疾患は、罹ってから「治す」のではなく、罹らないための「予防」をすることが、今後、何よりも大切になってきます。

私も、ＬＰＳの研究と普及に一層の努力をするとともに、「予防」にはっきりと軸足を置いて、マクロファージとＬＰＳを中心に据えたさらなる研究開発を進めたいと思っています。

また、このＬＰＳの発見が、生物個体がもつ未知のしくみを解明するための基盤になるのであれば、科学者としてこれ以上うれしいことはありません。


本書出版にあたり、恩師の東京大学元副総長・水野伝一先生に、私のマクロファージ・ＬＰＳに関する研究でご一緒できたことに対して、心より感謝申し上げます。また、世界的な腸内細菌の権威の、東京大学名誉教授・光岡知足先生からも、貴重なアドバイスや励ましを頂戴いたしまして、感謝に堪えません。

さらに、個人の生活の犠牲も厭わずに、ずっと研究に携わってきた同僚の稲川裕之博士、河内千恵博士、西澤孝志博士に感謝します。また、LPSの肺結核への効果などの研究でご一緒した新潟薬科大学・寺田弘理事長学長、東京理科大学薬学部・牧野公子教授（同総合研究機構・戦略的物理製剤学研究基盤センター長）に感謝いたします。四国では、徳島県立農林水産総合技術支援センター畜産研究所・澤則之博士、同水産研究所・湯浅明彦氏、香川県畜産研究所・田淵賢治氏が、加えて東京大学大学院農学生命科学研究科・松本安喜准教授が、トリやアユやブタでのLPSの有効性を初めて証明してくださいました。

また、LPS開発の嚆矢となった発見、すなわちLPSがクルマエビに致死的なダメージを与えるホワイトスポットウイルス感染に劇的な予防効果を発揮することを初めて見いだされた水産大学校・高橋幸則教授、さらに、この研究が四国で息吹くきっかけをつくってくださった特定非営利活動法人「環境戸内自然免疫ネットワーク」・上田和男理事長に感謝します。また私どもの研究チームが基礎と臨床の両面にまたがっていることから、臨床の面で研究を支援してくださった、福岡大学・朝長正道名誉教授、香川大学医学部・窪田泰生教授、財団法人「三宅医学研究所」・三宅信一郎理事長、社会医療法人「喜悦会那珂川病院」・吉村寛志副院長、同「セントラルパーククリニック」中本尊院長に感謝します。そして、徳島文理大学の故・勝沼信彦名誉学長からは、終始ご支援いただき励ましいただきましたことを申し添えさせていただきます。ありがとうございました。

この他にも私どもの研究は、書ききれないくらい多くの皆様のご支援とご理解に支えられています。あわせて深い感謝を申し上げます。また機関として、自然免疫賦活技術研究会、自然免疫制御技術研究組合、特定非営利活動法人「環瀬戸内自然免疫ネットワーク」の皆様、経済産業省、農林水産省、一般財団法人「四国産業技術振興センター」、香川県、かがわ産業支援財団他の公的機関のご支援に感謝いたします。

ＬＰＳの研究開発は、産官学連携・異分野連携の成果でもあります。多くの企業の皆様に支えられました。研究開発に積極的に参加してくださった企業のお力添えに感謝します。

最後になりますが、この本の出版にご尽力くださった編集者の西端洋子さんに心より感謝します。

平成二十六年一月

杣　源一郎

ヒジキ	30	おひたし（40g）	120
岩のり	200	佃煮（5g）	50
ナメコ	8	味噌汁1杯（30g）	18
マッシュルーム	0.6	小3個	1.8
シイタケ	0.6	中2個	13
ヒラタケ	60	キノコ汁1杯（40g）	430
シイタケ	0.6	天ぷら1枚（40g）	7.7
シリアル（玄米）	0.5	1食分（40g）	20
シリアル（ブラン）	0.9	1食分（40g）	36
ゴマ	3.4	ゴマ和え（大さじ2）	55
ミカンの皮	0.1	ミカンパウダー（3g）	0.3
糖蜜	0.3	くずきりの蜜（10g）	3
あした葉（市販健食）	13.8	茶パック1包（4g）	55
桑の葉（市販健食）	1.1	茶パック1包（1.5g）	1.7
大麦若葉（市販健食）	0.5	1包（3g）	1.5
ケール（市販健食）	0.2	青汁粉末（12.9g）	2.6
クロレラ（市販健食）	0.2	9粒	1.8
ノコギリヤシ（市販健食）	0.4	3粒	1.2
シイタケ末（市販健食）	2.0	1包（4g）	8
柿渋（市販健食）	17.1	2粒	24
ドクダミ（市販健食）	5.5	茶パック1包（5g）	27.5

■食品は調理後に大量に水分を含むことになるため、摂取LPS量は、乾燥サンプルのLPSの値に料理の重さのグラム数を単純に掛けた数字とはなりません。

■農産物やその加工品なので、LPS含量は産地、時期、品種、農法などで大きく異なります。上記の値はあくまでもスクリーニング時に使用したサンプル固有の値ですが、おおよその目安として参考にしてください。

■1μg（マイクロ・グラム）は、1mg（ミリ・グラム）の1000分の1です。

■大人一人、LPSの一日の推奨摂取量は約500μgです。
体重1kgにつき10μg、というのが標準の目安量です。たとえば体重80kgの人なら800μg、体重40kgの人なら400μgというように、自分や家族のだいたいの必要量を覚えておきましょう。

身近な食品に含まれるLPS量の目安

サンプル	乾燥サンプル1gあたりの糖脂質含有（μg）	食べるときの目安	その量を摂取した時のLPS量(μg)
大豆	0.02	豆腐1/2	3
小麦粉	0.2	パン1枚（6枚切り）	8.8
		パン1斤	52
精製白米	0.1	コンビニおにぎり1コ	4.5
		茶碗1杯	6.8
		茶碗3杯（1日）	20
金芽米	0.6	コンビニおにぎり1コ	23
		茶碗1杯	35
		茶碗3杯（1日）	105
そば	2.9	一人前（100g）	290
トマト	0.8	中1個	6.4
レンコン	5.0	きんぴら（30g）	52
ほうれん草	1.3	おひたし（68g）	15
カボチャ	0.03	煮物（80g）	0.7
自然薯	0.004	とろろ汁（100g）	0.4
ワカメ	21.2	味噌汁1杯（8g）	7
		酢の物小鉢（25g）	21
メカブ	42.8	市販酢の物1パック（25g）	64
コンブ	10	だし1L（10g）	90
		とろろ昆布すまし1杯（4g）	36

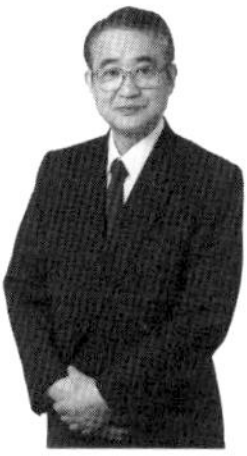

●著者プロフィール
杣　源一郎（そま　げんいちろう）

1977年、東京大学薬学部卒業。がん研究所研究生（1977年）、明治薬科大学助手（1982年）、東京大学薬学博士（1983年）、帝京大学生物工学研究センター助教授（1986年）、同センター副所長（1989年）、同教授（1992年）、徳島文理大学健康科学研究所教授（2000年）、同大学院教授（2002年）となり、現在に至る。同大の健康科学研究所免疫アレルギー部門長、産学連携推進機関長としても活躍する傍ら、香川大学医学部客員教授、東京理科大学総合研究機構（戦略的物理製剤学研究基盤センター）客員教授などを兼務。

自然免疫制御技術研究組合代表理事などを務める。

日本分子生物学会、日本癌学会、日本薬学会、日本生体防御学会などに所属。

中華人民共和国友誼賞（1997年／中国国家外国専家局）、徳島ニュービジネス支援賞大賞、第7回バイオビジネスコンペ優秀賞を受賞

自然免疫制御技術研究組合事務局

〒761-0301　香川県高松市林町 2217-16　FROM 香川　バイオ研究室
TEL:087-867-7712　　FAX:087-867-7737
ホームページ URL:http://shizenmeneki.org/

●執筆協力
稲川裕之 / 香川大学医学部・客員准教授、東京理科大学総合研究機構（戦略的物理製剤学研究基盤センター）・客員准教授
河内千恵 / 香川大学医学部・客員准教授、東京理科大学総合研究機構（戦略的物理製剤学研究基盤センター）・客員准教授
高松　智 / 自然免疫制御技術研究組合組合員

●編集スタッフ
デザイン……………………小栗山雄司
イラストレーション……野田映美
DTP…………………………平林弘子
編集協力……………………西端洋子

新発見!
免疫をパワーアップさせる夢の物質「LPS」
「病」になる人、ならない人を分けるもの

2014年2月10日　初版発行

著　者………杣　源一郎
発行者………佐藤 俊彦
発行所………株式会社ワニ・プラス
〒150-8482 東京都渋谷区恵比寿4-4-9 えびす大黒ビル7F
電話　03-5449-2171（編集）

発売元………株式会社ワニブックス
〒150-8482 東京都渋谷区恵比寿4-4-9 えびす大黒ビル
電話　03-5449-2711（代表）

印刷所………大日本印刷株式会社

ISBN 978-4-8470-9213-8